A DISTINÇÃO DO AUTISMO

A DISTINÇÃO DO AUTISMO

Rosine e Robert Lefort

TRADUÇÃO
Ana Lydia Santiago
Cristina Vidigal

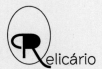

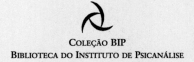

Coleção BIP
Biblioteca do Instituto de Psicanálise

© Relicário Edições
© Rosine e Robert Lefort

CIP –Brasil Catalogação-na-Fonte | Sindicato Nacional dos Editores de Livro, RJ

L494d
    Lefort, Rosine

    A distinção do autismo / Rosine Lefort e Robert Lefort; Tradução Ana Lydia Santiago e Cristina Vidigal. – [1.ed]. - Belo Horizonte : Relicário Edições, 2017.
    188 p. (Coleção BIP – Biblioteca do Instituto de Psicanálise)
    Inclui notas

    ISBN: 978-85-66786-63-7

    1. Autismo – Tratamento - França. 2. Crianças autistas. 3. Psicanálise - França. I. Santiago, Ana Lydia. II. Título.

                                 CDD 618.928982

COLEÇÃO BIP – BIBLIOTECA DO INSTITUTO DE PSICANÁLISE
DIREÇÃO Ana Lydia Santiago

CONSELHO EDITORIAL

António Beneti
Elisa Alvarenga
Francisco Paes Barreto
Sérgio Laia

COORDENAÇÃO EDITORIAL Maíra Nassif Passos
CAPA Ana C. Bahia
DIAGRAMAÇÃO Ana C. Bahia
REVISÃO Lucas Morais e Pedro Furtado

RELICÁRIO EDIÇÕES
www.relicarioedicoes.com
contato@relicarioedicoes.com

SUMÁRIO

Apresentação 7

Introdução 11

I.   **MARIE-FRANÇOISE:** O autismo infantil primário precoce   13

II.   **KANNER E ASPERGER:** As fontes   41

III.   **AUTISMO, ESQUIZOFRENIA E PSICOSE:** Distinções   49

IV.   **TEMPLE GRANDIN:** Encontrar realmente seu corpo   55

V.   **DONNA WILLIAMS:** O gozo iminente do outro   63

VI.   **BIRGER SELLIN:** O forçamento em vão da entrada na linguagem   69

VII. **O AUTISMO ADULTO:** A estrutura   73

VIII. **EDGAR ALLAN POE:** Autismo e poesia – "A Carta Roubada" – autodestruição   81

IX.   **FIÓDOR DOSTOIÉVSKI:** Pulsão de morte – comicialidade – assassinato da mãe   93

X.   **LAUTRÉAMONT:** A animalidade   103

XI.   **O PRESIDENTE WILSON:** Ser o duplo do pai   117

XII. **BLAISE PASCAL:** A genialidade – discurso científico e discurso religioso   131

XIII. **MARCEL PROUST:** O Estilo do Autista   149

Posfácio 169

Notas 173

APRESENTAÇÃO

Rosine Lefort e Robert Lefort, alunos de Jacques Lacan e autores deste livro, são reconhecidos pela prática da psicanálise com crianças bem pequenas, recolhidas em instituições públicas por motivo de rejeição ou maus-tratos e carentes em todos os sentidos. Para essas crianças, os Lefort abriram a via do discurso analítico, orientados, de forma inédita, para o real.[1]

Privilegiar o real no tratamento de crianças marca o fim de um viés característico da prática clínica do final dos anos de 1950, em que o privilégio recaía sobre "a função do imaginário, ou mais diretamente das fantasias na técnica da experiência e na constituição do objeto nas diferentes etapas do desenvolvimento psíquico"[2] Com base na leitura de Jacques-Alain Miller do último ensino de Lacan, que destaca modalidades novas de enlaçamento entre real, simbólico e imaginário, essa abordagem clínica também difunde uma prática que aposta no encontro de um sujeito com um analista e na criação de um laço sob transferência. A transmissão dos Lefort, em decorrência de seus estudos, pesquisas e seminários, vem inspirando muitos analistas desde o início dos anos de 1980 por se constituírem como uma demonstração da orientação ética de Lacan, segundo a qual o analista não deve recuar diante da psicose, e, ainda neste início do século XXI, segue sendo uma referência básica, quando o real da psicose passa a ser abordado privilegiadamente por meio do autismo.

Em 1987, Rosine e Robert Lefort estiveram em Belo Horizonte a convite de Antônio Beneti, então diretor do Simpósio do Campo Freudiano (SCF),[3] para inaugurar as atividades do Cirandas - Núcleo de Pesquisa em Psicanálise com Crianças. Na época, contavam-se cinco anos da fundação do Centre de Recherche sur l'Enfant dans le Discours Analytique (Cereda), que surgiu do trabalho de um cartel integrado, além de por eles próprios, por Jacques-Alain Miller, Judith Miller e Éric Laurent, com o objetivo de dar à psicanálise com crianças seu devido lugar no Campo Freudiano. A fundação do Cereda, nome proposto por Judith Miller, encontrou plena adesão na comunidade analítica, o que, segundo Rosine, veio reforçar a ideia de que essa iniciativa dava expressão a algo que já estava posto:

> Em vez de uma abordagem das crianças sob o ângulo dos estágios que devem normalmente se suceder, a prática nos ensinou que a questão central seria sobretudo a do enodamento do simbólico, do imaginário e do real e de suas modalidades. É preciso retomar a psicanálise com crianças, nesse nível, que constitui um mínimo.[4]

> Era preciso retomar a psicanálise com crianças neste nível mínimo, em que o corpo se mostra de maneira privilegiada como um corpo de significantes. Significantes por certo, mas em que o real tem todo um lugar a partir do objeto *a* e, se o sujeito aparece como um efeito de real, isso acontece é nas crianças.[5]

O cartel fundador do Cereda foi responsável pela coordenação de diversas atividades de investigação teórica e clínica nesse domínio e, sobretudo, pela defesa, no Campo Freudiano, de uma Unidade de Psicanálise para a prática com crianças. Pela afirmação, defende-se que "a criança é um analisante em plenos direitos".[6] Ou seja: "Não há especificidade na psicanálise com crianças. A estrutura, o significante e a relação com o Outro não concernem de maneira diferente à criança e ao adulto".[7] É isso que faz a Unidade de Psicanálise.

Nessa perspectiva, os objetos olhar e voz adquirem importância destacada e situam-se não

> [...] na perspectiva do estágio; trata-se de recorrer ao objeto pulsional, ao objeto *a*, cuja promoção faz a alteridade do Outro. O que procuramos é o

surgimento de algo que funda a relação do sujeito ao Outro e as psicoses infantis nos indicam um insucesso em relação ao objeto *a* primordial; e é certo que esse insucesso tem relação com o objeto olhar e voz.[8]

Em Belo Horizonte, os Lefort foram recebidos por Ana Lydia Santiago e Cristina Vidigal, tradutoras da presente obra, que integravam o cartel de coordenação do Cirandas, primeiro grupo na capital mineira a assumir a orientação lacaniana para discutir a prática clínica com crianças e a se filiar ao Cereda.[9] Nessa ocasião, o seminário que os Lefort proferiram pautou-se por *O nascimento do Outro*,[10] livro que, nas palavras de Judith Miller,

> [...] não deixou de esclarecer aos praticantes que consentem em se interrogar sobre a responsabilidade que assumem quando estão em posição de tratar crianças cujas dificuldades são tidas por insuportáveis, e a levar em conta o sofrimento que o Outro pode gerar nessas crianças.[11]

Nessa obra, pode-se acompanhar em detalhes o tratamento de Marie-Françoise, uma menina que vivia na instituição Parent de Rosan[12] e para quem a equipe clínica havia proposto a hipótese diagnóstica de esquizofrenia infantil ou de autismo. Ela estava com 30 meses de idade, quando Rosine decidiu assumir seu tratamento e defendeu a estrutura do autismo infantil primário precoce, em que não há o "halo (...) do organismo", segundo indicação de Lacan no *Seminário 16, De um Outro ao outro* – ou seja, aquilo que faz com que "a criança [saiba] que há um organismo no exterior que vai lhe trazer o que lhe é necessário a seu próprio organismo".[13] As mães de autistas o testemunham: "Ele não pede a mamadeira; se eu não penso nisso, ele não pensaria". É o que destaca Rosine, para esclarecer que, na estrutura autística, "a criança encontra-se na morte, permanece em um organismo envelopado sobre si mesmo, sem duplo, sem desencadeamento de um apelo".[14]

Marie-Françoise não falava, seu olhar mostrava-se vazio na presença de adultos, não estabelecia contato algum, nem com outras crianças, não apreendia objetos.[15] De sua história, sabia-se apenas que tinha sido abandonada pela mãe com a idade de dois meses, quando, entregue à Assistência Pública, passou a viver na creche. Seu estado de saúde era preocupante e exigia hospitalizações recorrentes. Entre 10 meses e 12 meses, foi alocada em uma família para ser amamentada. Rosine aprendeu com Marie-Françoise que "não há Outro" na estrutura autística. Eis a proposição que está no cerne do percurso em *A distinção do autismo* (2003): de Marie-Françoise a Marcel Proust, passando por Edgar Allan Poe, Dostoiévski, Lautréamont e Blaise Pascal, explicita-se a incidência do gozo do Um sobre o sujeito autista, para quem não há Outro.

O Outro "constitui um lugar para a criança, o pequeno sujeito, aquele do significante, da palavra, do objeto do qual este sujeito o faz portador, em suma, o lugar da dialética da linguagem".[16] Na ausência desse Outro, o autista encontra um duplo em cada semelhante, em cada outro, concluem os Lefort, e o maior perigo disso consiste na iminência de seu gozo e na necessidade de se aniquilar, nesse Outro, a parte que a linguagem não elimina com vistas a se fundar uma relação ao Outro esvaziada de gozo: "Essa necessidade é a fonte da exaltação pulsional do autista, ou seja, a destruição/autodestruição, como satisfação/gozo de uma única pulsão, a pulsão de morte."[17]

A questão evocada por Rosine e Robert Lefort, a partir de casos de autistas eruditos da literatura – conhecidos como "*Asperger*" –, vai na mesma direção: uma "estrutura autista", destacada por meio de elementos estruturais claramente reconhecíveis. Nesses quadros clínicos, destaca-se certa articulação entre a linguagem e o corpo, mediante regras sábias: "Há uma resposta do autista ao real, em que ele encontra sua máscara: fazer o vazio." Em cada caso, pode-se verificar se o modo de organização desse vazio passa pela arte, pela religião ou pela ciência.

Ana Lydia Santiago

INTRODUÇÃO

Nossa abordagem atual do autismo constitui o resultado do longo percurso marcado pelo *Nascimento do Outro, As estruturas da psicose e Maryse, a escolha sexual da menina*.[1] No livro *Nascimento do Outro*, já havíamos tratado do caso de autismo de Marie-Françoise não apenas no plano clínico, mas também estrutural, embora o caso e a idade de Marie-Françoise (trinta meses) tivessem podido consolidar um quadro de "autismo infantil precoce" que preocupou a maior parte dos autores que trataram o autismo, notadamente Frances Tustin e Donald Meltzer. No entanto, é preciso lembrar que Léo Kanner, o inventor do autismo, por ter acompanhado seus casos por muitos anos seguidos e feito estudos longitudinais, foi o primeiro a abrir a via em direção ao autismo do adolescente e do adulto, e, mesmo, em direção a formas em que a inteligência se mostra particularmente desenvolvida e a inserção social destacada. Surge daí o nome proposto para designar esses autistas: "idiotas-eruditos".[2]

Antes dos trabalhos de Kanner, Bruno Bettelheim fez uma aproximação do autismo com o estado dos prisioneiros dos campos de concentração em que ele próprio havia estado. Lembremos, enfim, que os trabalhos autobiográficos e biográficos dos últimos anos, publicados principalmente nos Estados Unidos, mais levantaram do que resolveram questões quanto à estrutura e, sobretudo, quanto ao diagnóstico diferencial com a psicose, especialmente a esquizofrenia.

A questão que se coloca é a de uma "estrutura autística" que, sem se apresentar como um quadro de autismo, propriamente dito, evoca-o por seus elementos estruturais dominantes e claramente reconhecíveis. Tal estrutura viria em quarto lugar entre as grandes estruturas: neurose, psicose, perversão, autismo. O exame de casos históricos, políticos e literários nos guiará nesta investigação.

A questão do autismo que se apresentou para nós sob o ângulo da estrutura vai além da abordagem clínica de sua forma infantil precoce, ou fenomenológica, particularmente redutora, pois fala-se dele em termos de défice, em função da precocidade neonatal da síndrome. Se a questão da estrutura do autismo se apresenta, ela ocorre em condições bem particulares, uma vez que a dinâmica da transferência se encontra suposta no momento mesmo em que ela nos permite afirmar que o Outro, para o autista, está ausente.

Isolaremos sucessivamente os pontos diferenciais de estrutura a partir da dialética do significante e dos matemas de Lacan, isto é, a partir do sentido e do real: A (o grande Outro), S (o sujeito), *(a)* (o objeto causa do desejo, seja ele o seio, o excremento, o olhar ou a voz), S_1 (o significante unário que representa o sujeito e, mais especialmente, ligado ao gozo inicial do sujeito), S_2 (o significante binário, aquele do saber do Outro). Esses matemas dão conta da emergência do sujeito e resta interrogar a especificidade do estatuto de cada um deles no autismo. Convencidos da justeza com a qual Lacan sustenta que o autista é um sujeito falante, fomos conduzidos a uma abordagem topológica que se impôs por si mesma.

Veremos que, tanto para Marie-Françoise, quanto para os diversos casos que estudamos, não há Outro. Não há Outro, foi o que escrevemos em 1980,[3] no *Nascimento do Outro*. Embora o Seminário de Jacques-Alain Miller e Eric Laurent, *O Outro que não existe e seus comitês de ética*,[4] tenha ultrapassado largamente o quadro do autismo e colocado a questão da inexistência do Outro como fenômeno de civilização e, mesmo, como o novo mal-estar desta, a referida questão autoriza um ponto de vista epistemológico e, até, epidemiológico sobre o autismo, do qual a psiquiatria faz pouco caso ou o assimila à esquizofrenia. O que Marie-Françoise nos ensinou – a inexistência do Outro e suas consequências estruturais – nos conduzirá a um questionamento amplo da civilização e à exploração de numerosas e variadas estruturas, não apenas atuais, mas, socioculturais, históricas, literárias, políticas ou religiosas. Veremos nisso a saída sintomática, na maior parte das vezes, fracassada.

CAPÍTULO I

MARIE-FRANÇOISE
O autismo infantil primário precoce

Lembremos que este tratamento ocorreu na instituição Parent de Rosan, ligada ao serviço hospitalar da Dra. Jenny Aubry, para onde eram levadas crianças entre seis meses e três anos, ou por terem sido abandonadas e à espera de uma adoção, como era o caso de Marie-Françoise, ou porque estivessem internadas, temporariamente, por razões familiares.

Quando vejo[1] Marie-Françoise pela primeira vez, o que me toca:

1. Seu olhar que erra no vazio. Ele está morto e dá a impressão de um muro.
2. Ela não mantém nenhum contato com os outros, adultos ou crianças. Com os objetos, ela apresenta distúrbio de preensão e só pode tocá-los com a ponta do dedo indicador ou com o nariz, servindo-se deste último como um substituto da boca.
3. Ela não fala absolutamente nada.
4. Ela não anda, aos trinta meses, mas desloca-se sobre as próprias nádegas.
5. Frequentemente, ela é tomada por um balanceio que lhe afeta todo o seu corpo ou, às vezes, apenas a cabeça ou os braços.
6. Sobre esse fundo de isolamento, ela é capaz de explosões de cólera violenta e bate a cabeça no chão, soltando gritos estridentes.

7. Ela tem também crises noturnas de bruxismo, de gritos, com um escorrer de saliva e olhos revulsivos, mas o eletroencefalograma é normal.
8. Ela sobre de bulimia, depois de ter sido anoréxica.

A partir dos relatórios de seu tratamento, podemos isolar os pontos que compõem a estrutura do autismo ou, de preferência, a estrutura autística, se desejarmos incluir, para além do quadro clássico do autismo primário infantil, os múltiplos quadros variados do autismo no adolescente e no adulto.

1. Inicialmente, Marie-Françoise manifesta através de sua violência uma pulsão de destruição e autodestruição.

A primeira sessão, em 30 de setembro, acontece em seu dormitório, sem a presença de outras crianças. Eu coloco, em uma mesinha, perto de sua cama, dois biscoitos, duas balas, um prato de arroz-doce com uma colher e um bebê de borracha. Ela me olha, se balança, mas se imobiliza quando repara na mesinha. Pega os biscoitos e os come. Permanece ainda um instante, assentada em sua cama, como em posição de espera. Então, ela bruscamente se levanta, sem se apoiar nas grades, e anda em minha direção, que me encontro aos pés do berço. Ela me dá um tapa na testa, rindo, depois endireita minha cabeça e me desfere uma bofetada forte, o braço estendido, sem nenhuma inibição, olhando-me, o rosto alegre sem que o olhar tenha mudado. Ao constatar meu sorriso de compreensão, ela me dá, em seguida, cinco bofetadas com igual intensidade e bem aplicadas; ela está de pé diante de mim, sustentando-se apenas com uma das mãos que colocou sobre meu ombro. Satisfeita, volta a assentar-se. Pega, então, a colher no prato para jogá-la sobre a cama, depois se balança e termina por imobilizar-se, dobrada sobre si mesma, a cabeça entre as pernas e pousada sobre o colchão. Assim ela permanece, quando saio.

Na segunda sessão, em 1 de outubro, ela começa se balançando, sem me olhar, e depois vira o rosto para mim, assim, me vendo. Então, demonstra seu mal-estar frente à comida. Pega os biscoitos e as balas para, em seguida, atirá-los longe e faz o mesmo com o prato de alumínio e com a colher. No fim, tudo é uma poça de leite espalhado pelo chão, incluindo meus óculos, que ela pegou depois de ter puxado meus cabelos. Ela se inclina com frequência para ver a poça, olhando-me, dessa vez, desafiadoramente, tomando-me como testemunha de sua proeza. Entretanto, inquieta-se e não consegue encontrar uma saída para seu caos interior evidente. Só consegue uma saída, através do balanceio violento de seu corpo, soltando gritos guturais, com os olhos fechados.

Tal agressão traz ao menos o mérito de inverter, momentane-amente, a autodestruição que ela se infligia contra as barras de seu berço, ou batendo a cabeça no chão. Pode-se dizer que, para ela, o mundo deve ser destruído ou a destrói. Manifesta, muito bem, esta alternância querendo me arrancar os objetos para atirá-los longe: lápis, óculos, relógio, cabelos, isto é, fazer um buraco no outro, um outro que aparece em seu real, absoluto, não furado, ou seja, sem nenhum lugar para o pequeno sujeito que o interroga.

Esse é o sentido da destruição do outro, que visa a descompletá-lo; é, também, o sentido da frequência da associação do autismo com a epilepsia, que teria, em função de suas crises noturnas, levado Marie-Françoise a submeter-se a um eletroencefalograma. Freud interpretou esta associação no artigo "Dostoiévski e o parricídio",[2] em que o gozo da aura, ligado, neste caso, ao assassinato ou à destruição do pai, provoca como punição o sofrimento extremo da crise convulsiva.

Inicialmente, surge esta característica fundamental do autista concernindo sua relação ao mundo exterior e ao outro: a violência com que Marie-Françoise entra em contato comigo revela uma relação fundada sobre a destruição, isto é, sobre o muscular e não sobre o olhar, que ela não tem. Então lhe retorna sua destruição, e ela desmorona.

Esse dominante da destruição/autodestruição compõe a base da relação do autista com o mundo exterior, ao qual permanece comple-tamente estrangeiro, e que constitui, para ele, uma ameaça de intrusão intolerável. Veremos a etiologia e as consequências lógicas do mundo autístico da dominação do dominado pela destruição.

2. O ponto etiológico fundamental de uma tal estrutura é que não há Outro para ela.

Na transferência eu estou lá, e não existo enquanto Outro, seja o Outro da imagem, seja o Outro do significante, ou o Outro portador do objeto. Não há nem mesmo objeto *a*, pois o objeto pulsional é aquele do Outro, do qual o sujeito o faz portador. Como Marie-Françoise poderia fazê-lo portador, se para ela não há Outro?

Um primeiro objeto aparece na sessão para Marie-Françoise: o objeto-alimento, com o qual, na terceira sessão, em 3 de outubro, culmina seu conflito maior. Se, na vida cotidiana, sua bulimia é incessante, na minha presença ela exprime o impossível deste alimento. Após toda uma estratégia para se aproximar do prato de arroz-doce, no curso da qual ela alterna o olhar entre mim e o prato, buscando um derivativo com os biscoitos que ela mordisca dando-me as costas, começa uma cena extremamente penosa, a ponto de tornar-se rapidamente insustentável. Ela, que é bulímica, e que morre de vontade de comer o arroz-doce, não pode fazê-lo, e sua angústia cresce rapidamente. Ela nada compreende dessa reação. Mantém-se de pé diante do prato devorando-o com os olhos. Chega a aproximar seu rosto bem perto do prato. Seus olhos dilatam-se, exorbitados por essa proximidade, as mãos crispam-se na borda da mesa e ela emite vários sons de sucção bem sonoros. Esses sons, evidentemente, nada têm a ver com uma alucinação do objeto, pois ele está aqui, bem real, diferentemente dos sons que Nádia emitia, em 10 de dezembro, alucinando o objeto diante do espetáculo da outra criança no colo da enfermeira e na ausência desse objeto.[3] De tempos em tempos, Marie-Françoise vira o rosto para mim com um olhar perdido e lança um grito de apelo, depois retorna à contemplação do prato. Sua tensão é tal que ela começa a tremer violentamente com os braços crispados. Afasta-se, ajunta as balas, apruma-se e, sempre de frente para o prato, mas longe da mesa, ela quase tem uma crise convulsiva ao nível dos braços. Essa crise ganha seu rosto, que ela gira em direção ao teto, as pálpebras fechadas, a boca aberta, num grito que não sai. Faço-a ouvir o som de minha voz. Ela cai assentada, me dá as costas e começa a balançar-se. A sessão durou quinze minutos.

Em 4 de outubro, ela repete a mesma cena diante do prato de arroz-doce, com a mesma expressão de sofrimento intolerável, à beira de uma crise convulsiva. E, mesmo se tenta gritar, cuspindo, seu grito não sai, como na véspera.

Se, na instituição, nós a encontramos mais presente e mais dinâmica, na sessão seu contato comigo é impossível, e apenas a certeza de minha passividade lhe permite viver seu mundo interior.

A violência com a qual entra em contato comigo, e da mesma forma com os objetos, revela uma relação fundada sobre a destruição, isto é, sobre o muscular e, não, sobre o olhar, cuja ausência revela um dos signos mais patentes no autista bem jovem – seus olhos sem expressão são como um muro. Marie-Françoise confirma essa ausência de olhar quando, em uma sessão, ela vem colocar os seus olhos quase em contato com os meus, isto é, sem a distância do olhar. A predominância do muscular apenas desemboca sobre a exaltação do caráter destrutivo da pulsão. Pode-se mesmo dizer que não há pulsão, se nos referirmos ao *Seminário*, livro 11, de Jacques Lacan: "O que é fundamental no nível de cada pulsão é o vaivém em que ela se estrutura (...) parte alguma desse percurso pode ser separada de seu vaivém, de sua reversão fundamental, do caráter circular do percurso da pulsão".[4] Também faltará, evidentemente, o que Freud chamou um "novo sujeito". "O sujeito da pulsão (...), que é propriamente o Outro, diz Lacan, aparece no que a pulsão pôde fechar seu curso circular".[5]

Faltam, portanto, na ausência do retorno em circuito, a fonte da pulsão, a zona erógena da boca, e seu alvo. O que resta então? A pressão única, cuja violência constante se faz evidente, e o objeto que, longe de faltar, aparece no primeiro plano de um real intolerável.

Duas questões colocam-se, então.

A primeira: Pode-se dizer que o surgimento do real do objeto não geraria a necessidade de sua destruição, uma destruição que se ampliaria a todo o mundo exterior ameaçador?

A segunda: Haveria angústia, uma vez que Lacan mostrou que ela surge quando a falta vem a faltar? É bem esse o caso do prato de arroz-doce.

Durante as duas sessões seguintes, em 7 e 8 de outubro, Marie-Françoise dá um salto. Entretanto, ela só pôde fazê-lo na medida em que me recusei a tomar o lugar do adulto que lhe enfiava o alimento na boca sem que ela o pedisse, o que a deixava afundar-se num desinvestimento total do alimento que, na realidade, é a bulimia.

Bulímica foi o que ela se tornou após ter sido anoréxica; e sabemos o caráter profundamente manifesto do desejo próprio do sujeito na anorexia. Longe de caracterizar uma simples inércia, é uma recusa perfeitamente ativa e que liga simbolicamente o desejo da criança à morte, o que a coloca, tanto ela própria quanto o Outro, o adulto diante dela, como desejantes. Ao contrário, a bulimia, que aparece frequentemente em crianças com hospitalismo, testemunha o desmoronamento do desejo próprio ao sujeito, o desmoronamento do sujeito enquanto desejante, o que gera o desaparecimento do Outro enquanto polo relacional. De ativo em sua recusa anoréxica, o pequeno sujeito, deixando-se alimentar pelo adulto, torna-se passivo, sob um modo que já não se trata do fim passivo da pulsão, mas pura passividade, fora da pulsão.

Na anorexia, o Outro ainda é portador desse objeto. Na bulimia, ele não o é mais, e o objeto oral cai no real perdendo seu sentido de objeto de corpo, isto é, de objeto do Outro que ele não tem.

Na anorexia, o que se visa é a angústia do Outro, portanto, seu desejo. Na bulimia, já não se trata mais da questão do desejo do Outro, pois o Outro, enquanto tal, não está mais aí. O adulto também cumpre sua função de alimentar, realmente, para escapar à sua própria angústia de morte. Ele preenche o pequeno sujeito no real. Essa confissão de impotência, na verdade, interroga o que a alimentação significa, tanto na relação narcísica a ele próprio, adulto, quanto do lado da criança. É preciso que isso seja preenchido para que isso cesse de se calar.

As condições institucionais de vida podem chegar a eliminar toda verdadeira relação na medida em que o adulto, solicitado por todas as bocas a alimentar, só pode responder em meio aos gritos, livrando-se deles. Nada nesse preenchimento pode assinalar para a criança o que se encontra verdadeiramente em questão: uma relação de corpos em que o corpo do Outro é portador do objeto causa do desejo, a quem a criança deve demandar, depois de tê-lo feito seu portador.

O que Marie-Françoise pretendia era reproduzir comigo esta situação de alimentação, em que ela estaria completamente passiva, tanto comigo, quanto com a enfermeira. Nas primeiras sessões, apenas esboça alguns signos de uma tal reprodução. São esses signos, aliás, que provocam minha recusa explícita de alimentá-la, a menos que ela o demande. É esse saber que me anima e essa certeza de que eu não devo tomar o lugar intrusivo do Outro alimentador, a fim de que ela possa sair de sua passividade. Para colocar a transferência a trabalho, é preciso que eu esteja ali, e que não intervenha com gestos de meu corpo, no real.

Que eu tenha acompanhado essas crianças durante minha própria análise, enquanto trabalhava minha própria relação com a falta, isto é, a falta do objeto, e não o engodo do bom objeto a ser encontrado, não foi sem consequências para o centramento dessas crianças sobre a falta, na relação que entretinham com o objeto. Evidentemente, eu não poderia me equivocar e acreditar no papel de uma frustração oral qualquer, nessas crianças que eram empanturradas. Ainda mais, minha posição de analisante era tal, que eu não podia senão estar sensível a um vazio que se abria para elas, tal como se abria para mim. Aconteceu que, para além de toda confrontação ao tratamento maternal, pude manter e sustentar minha interpretação nesse nível da falta, e jamais no nível do objeto.

A interpretação, no nível do objeto, enquanto tal, pode muito bem colocar o pequeno analisante numa situação de tapa-buracos[6] e até gerar a depressão do analista; em contrapartida, o nível da interpretação no registro simbólico da falta alivia a criança, pelo fato de que o analista não lhe impõe um objeto real para uma suposta satisfação, em um absoluto contrassenso. O objeto real, assim imposto, torna-se forçosamente persecutório; em se tratando de um objeto oral, por exemplo, isso dá lugar ao surgimento de um objeto anal a ser expulso contra o próprio analista.

Essa recusa que Marie-Françoise reintroduz, desde o início, lhe faz reencontrar certa dimensão da anorexia, pelo menos, na sessão. No entanto, para ela, há muito tempo, o alimento mostra-se ligado à passividade, e a bulimia relegou o oral ao impossível, pelo fato de não poder se articular a um Outro, sobre o qual ela pudesse retirá-lo e que poderia então faltar a ele.

O olho e o olhar de Marie-Françoise em nada nos interpelam. No início, como em todos os autistas, ela mantém um olhar congelado e morto; poder-se-ia dizer: nada de olhar, e isso, especialmente, em relação a mim, embora ela sustente os olhos apontados em minha direção. O olho e o olhar são, para nós, a esquize pela qual se manifesta a pulsão no nível do campo escópico.[7] Estaria eu, então, em posição de provocar seu olhar? Isso me colocava, como todo o mundo, exterior para ela, em posição de estranheza, e ela não pode fazer nada mais que me recusar seu olhar. Entretanto, isso não é suficiente para protegê-la do horror de uma perda quando ela encontra, por exemplo, o prato de arroz-doce do qual se aproxima com os olhos exorbitados. A pulsão escópica, que é "a que elude mais completamente o termo da castração",[8] permanece fechada, tanto do lado do olhar quanto do olho-órgão.

Do meu lado aparece, mais claramente ainda, um novo aspecto desta redução do Outro ao nada, na presença que eu represento: possuir um corpo e não existir. Resta, ainda, minha palavra com a qual lhe digo, tanto quanto possível, quer dizer, pela metade, a verdade de minha recusa em alimentá-la sem que ela o demande. Sua resposta quase imediata é a outra metade da verdade que eu não disse: e, ela vai falar à janela, à ausência. É a isso que ela dirige seu apelo, um apelo que não pode ser dirigido ao Outro, mas ao vazio. Assim, durante a sessão de 7 de outubro, seu olhar vai de mim ao vazio da janela onde endereça um apelo a uma ausência real. De fato, ela vai do prato à janela aberta e endereça um jargão de apelo e de demanda. Digo-lhe que ela demanda algo a alguém que já não se encontra mais ali, que permanece fora, invisível; e que ela nada pede a mim, que estou presente na sala. Ela continua a cena diante da janela, dá-me as costas e vai em direção à saída, colocando aí um fim à sessão.

A sequência das sessões vai mostrar que toda a questão do Outro, para Marie-Françoise, centra-se sobre a ausência desse Outro.

As sessões de 9 e 10 de outubro são consagradas por Marie-Françoise ao Outro que é ausente e não existe, em função de não ser furado. Trata-se de um Outro absoluto, sem furo, que possa acolhê-la, a não ser nesse vazio para além da janela; mas, também, quando ela se vira em minha direção busca minha destruição. Se tenta tomar-me um objeto, no caso os meus óculos, serve-se deles apenas para lhes dar umas batidinhas, e eu interpreto sua estereotipia como sua agressividade contra mim. Joga fora os óculos e vem me aplicar um tapa e me puxar os cabelos, arrancando-me alguns, que ela me mostra e depois me estapeia o rosto na altura de uma pinta. Eu lhe digo "até logo" em função de seu estado, porém, ela retorna e reclama sua sessão. Dirige-se ao objeto, o prato de arroz-doce, e crispa os braços; em seguida, virando-se novamente para a janela, endereça sua demanda à ausência sublinhando que, se sua demanda se esboça, encontra apenas o vazio.

Assim, devo ficar presente e nada fazer. De certa maneira Marie-Françoise intima isso de mim, dando-me as costas e fugindo, como se me abandonasse e retomasse, por sua conta, o que lhe havia sido feito, quando fora abandonada por sua mãe aos dois meses. Agora ela pode dizer "não" ao que conheceu, em razão desse abandono, a queda no real das pessoas e do alimento.

O outro, o semelhante, é tão ausente quanto o Outro para Marie-Françoise. Esse outro se achava presente para Nádia, quem pôde tomar o lugar de criança-objeto (*a*) caído a meus pés, em dezesseis de janeiro, embora jamais tivesse conhecido sua mãe, de quem havia sido separada desde o nascimento – Marie-Françoise conheceu a sua até os dois meses.

Situar o pequeno outro e fazê-lo entrar em seu campo foi o que Marie-Françoise fez pela primeira vez em 7 de outubro, quando, no início da sessão, ela se volta para olhar as crianças na sala que acaba de deixar antes de se interessar pelos objetos sobre a mesa da sessão. Ela encontra essa mesma presença no final, quando vai brincar com outra criança, rindo às gargalhadas. Ao longo da sessão, a representação do outro chamou-lhe a atenção sob a forma do bebê de borracha, que ela incluiu no circuito de seu olhar entre mim e o prato. Entretanto, não está a ponto de fazer a relação entre esse pequeno outro e o grande Outro, uma vez que a dimensão do corpo do Outro não existe. Ele se tornou uma presença desrrealizada, invisível para além da janela. Assim, Marie-Françoise está confrontada ao Outro ausente que retorna no real por não estar simbolizado, e ao real do Outro que eu sou, duplicação do primeiro real, da ausência. O real do Outro poderia ter persistido no lugar do primeiro real, por pouco que eu tivesse faltado em suspender-lhe a existência. Teria bastado a mínima precipitação em direção a uma boca aberta sobre um prato, ou a naturalidade da maternagem, para dar continuidade ao que Marie-Françoise conhecia. Ora, preencher sua necessidade seria desembaraçar-se dela como sujeito e isolá-la em sua passividade.

A sessão de 8 de outubro termina pela irrupção de um significante problemático na boca de Marie-Françoise: "papai". É o primeiro que ela pronuncia, após uma cena em que coloquei a colher a sua disposição para lhe dar a entender que o que lhe digo visa a suscitar sua demanda. O único resultado é sua perplexidade; vira-se em direção à janela sem lançar seu grito de apelo, como se percebesse que seu apelo, sua demanda, poderia se fazer do lado da colher e não mais do lado da janela. No silêncio, surge a voz do médico que faz uma visita na sala ao lado. Marie-Françoise desvia-se da janela, da ausência, e vira-se em direção à porta de onde vem a voz, signo de uma presença sem imagem. Vira-se em minha direção para dizer "papai" com o rosto excitado. Surgiu então uma questão inesperada sobre a origem deste "papai". Duas reações se seguem a seu apelo. Inicialmente ela se balança olhando a porta. Depois, quando abri a porta e convidei o médico a entrar, Marie-Françoise levanta-se e caminha em direção a ele, balbuciando e rindo. Assentando-se no chão, endereça seu riso alternadamente a ele e a mim, mas sem repetir o "papai", e depois, bem feliz, acena-lhe um tchau quando ele sai.

Para Marie-Françoise, o significante "papai", que lança em direção à voz que escutou, nada tem a ver com uma nominação, isto é, com o simbólico, mas com um gozo evidente, sem qualquer relação com um significante que viria do Outro, e enquanto S_2 interromperia o gozo. Ele seria então um significante unário? Só podemos afirmá-lo por sua ausência de vínculo com o Outro que aí se apresenta, sem que, entretanto, se encontre nele a função de representação do sujeito para outro significante em espera; é o que faz que ele fique sem amanhã. De onde vem ele? Seria uma reminiscência de sua passagem entre dez e doze meses por uma família provisória? Em todo caso, não é o Outro que é promovido, mas o pequeno outro que ela quer acariciar na minha presença, no quarto ao lado, ao qual ela me conduz.

Quando Marie-Françoise se ocupa de um objeto de meu corpo, meus óculos, por exemplo, são para atirá-los longe e tomar-me como objeto de agressividade. Não há, como em Nádia, uma ambivalência, que vai lhe permitir resolver sua agressividade, na relação ao objeto, que ela não consegue tomar de mim, colocando as mãos sobre meu peito, com um significante de ternura: "meu-meu-meu". Em Marie-Françoise, inexiste ternura que poderia temperar o movimento radical de fazer um buraco em meu corpo, um movimento que perde seu sentido ao manter-se em um puro real que não pode se anular em um significante. Ao reencontrar esse real de meu corpo, ela não o privilegia, de forma alguma, entre os demais objetos; também se dirige ao prato de arroz, cujo impossível a reenvia à beira de uma convulsão. Esse mesmo objeto é o que ela vai procurar na janela, conotado de um real da ausência; lá, pelo menos nesse dia, ela solta um grito de apelo que pode criar a esperança de um para além desse real.

Em 10 de outubro, o tal para além surge quando ela aproxima gradativamente o rosto do prato, quando seu nariz quase toca a borda, porém, seu olhar torna-se tangencial ao objeto e fixa-se no bebê. A julgar por seus braços que trepidam, os olhos que se exorbitam, e todo o seu transtorno, essa tentativa de escapar do objeto real fracassa e apenas a reenvia a outro objeto do mesmo registro: o marinheiro de borracha, que ela cola no próprio nariz.

Em seguida, pega uma forminha cujo buraco ela explora, hesitando em tampá-lo com uma de suas balas, recusando o que eu havia posto ali. Alternando o olhar entre a plenitude do prato e o vazio da janela, ela vai se inclinar para frente em posição de adoração diante do prato, antes de virar a forminha, que agora não apresenta mais o buraco, e bate no fundo da lata. Termina com a boca muito aberta e bamboleando o traseiro como se estivesse no penico: isso evidencia que se o buraco não está no Outro, é seu próprio corpo que se torna então radicalmente furado, da boca ao ânus.

Essa questão do furo do corpo, Nádia também a encontrou no final de dezembro. Que meu corpo fosse furado, ela pôde duvidar, no momento em que, manipulando os botões de minha blusa, tocou-me a pele; ela ficou siderada. E, em seguida, ao manipular novamente os botões, ela evitou minha pele. Os botões eram objetos separáveis dos quais eu era a portadora; já minha pele era o signo de que meu corpo não era furado. Ela ficou então obcecada por minha boca, empurrando-me a cabeça para trás e tentando enfiar os dedos em meu pescoço como que para abrir um buraco; como se fosse necessário abrir a outra extremidade do buraco de meu corpo para assegurar-se bem de que ele era furado, tórico. Quanto a seu corpo, ela o mostra, depois dessa sessão, sujando-se com as fezes e comendo-as – sujando as superfícies, exterior e interior – uma imagem topológica em Banda de Moebius, superfície de um único lado, não furada.

Veremos toda a diferença de topologia de corpo para Marie-Françoise, em que seu corpo aparecerá furado, ao contrário da forminha virada de cabeça para baixo, que não o é, e que é o equivalente real de meu corpo.

Marie-Françoise passa da forminha ao prato diante da qual ela grita: "mamãe-bebê" e repete esta holófrase dirigindo-se a mim, fazendo então o congelamento dos significantes S_1-S_2, portanto eliminando a demanda através da confusão com o duplo que aí se inscreve. Torna-se impossível que o alimento venha do Outro que não existe, ou, o Outro pode ser esse alimento quando ela dirá "mamãe" para a sêmola. Esta confusão do Outro e do objeto faz com que não haja nem o Um nem o Outro.

A janela, enquanto ausência real, não lhe permite presentificar o Outro em uma alternância simbólica de presença e de ausência. Assim como o Outro está selado no real de sua ausência, também o bebê não é uma imagem. Ela se assenta, com ele em uma das mãos, chupa o próprio indicador religando-se ao bebê, na boca do qual coloca o dedo mindinho dessa mesma mão. Lança um breve olhar para mim, balançando-se, e depois vai embora com o bebê, seu duplo fisicamente ligado a ela sobre o modo de sua holófrase "mamãe-bebê".

Diante do pouco contato que Marie-Françoise manteve comigo ao longo das sessões precedentes, fui levada a tomar uma posição de afastamento, isto é, de interrogar sua demanda de sessão. Ela prova, então, que está à procura de alguma coisa, uma vez que se precipita em minha direção quando me vê. Não se trata então de uma recusa de sua parte, mas da impossibilidade de colocar sua demanda que faz seu drama. Sua recusa foi o signo de uma ambivalência que, como vimos, refere-se inteiramente ao impossível do objeto e do Outro, aos quais ela não tem acesso.

Isso não exclui sua agressividade contra mim, em 13 de outubro, que ela manifesta estando longe, me olhando, e agitando violentamente braços e pernas. Mas, após essa sessão, quando me vê, começa a chorar, e fico sabendo que ela teve uma crise de desespero em seguida.

Resta saber por que ela manifesta uma crise dirigida a mim quando uma enfermeira troca sua fralda em minha presença. Não se trata da mesma razão pela qual Nádia, ao fim de sua sessão, em 26 de dezembro, achou intolerável que a enfermeira deixasse seu traseiro nu na minha frente e subiu rapidamente em seu berço, sem me olhar ou me ouvir e que, no dia seguinte, se lambuzou de fezes? O polo inferior do corpo tem a ver com um buraco. Nádia, diante do espelho, coloca essa questão; Marie-Françoise também coloca essa questão, com a forminha de cabeça para baixo, mas sua reação está relacionada com seu temor de que meu olhar faça um furo nela.

A sessão de 14 de outubro é muito variada: articula, sucessivamente, seu gesto de alimentar o bebê – na boca da qual ela não consegue manter um biscoito, biscoito que começara a comer – e a fuga de sua emoção em uma cena com o marinheiro que ela apoia contra cada um de seus olhos, alternadamente, durante alguns minutos. Não pôde alimentar o bebê em um esboço de identificação; então, se volta sobre o marinheiro, que ela incorpora, colocando-o sobre os próprios olhos, fazendo dele, portanto, seu duplo e deslocando o preenchimento do buraco de sua boca por meio da aplicação do objeto sobre cada olho. Sem querer, deixa cair a cabeça do bebê no prato de arroz-doce. Tenta então incorporá-lo e enfia a cabeça dele em sua boca, apenas me olhando, sem nenhum movimento de sucção. Entretanto, não o larga: mergulha um pé do bebê no arroz e suga-o. Eu lhe digo que o bebê evita toda demanda que poderia ser dirigida a mim. Ela não consegue inscrever no nível do corpo do Outro o objeto destacável que poderia retirar para obturar o buraco de seu próprio corpo, deixando, então, o corpo do Outro furado daquilo que ela poderia tirar dele. Nádia pôde fazê-lo no debate que sustentou desde o embaraço evidente do corpo real até a inscrição significante do objeto de corpo que abriria a via à sua demanda. Ela só pôde fazê-lo porque o Outro que eu era para ela não estava excluído; ou, o que resulta na mesma coisa, porque o significante do Outro lhe permitiu sair do real e inscrever sua relação a esse Outro.

Tal significante, preexistente a todos os outros, é aquele destacado por Lacan como do "Nome do Pai" que torna toda mutação do real possível, quando ele não está foracluído. Para Marie-Françoise, ele estava foracluído: ela busca o mesmo que Nádia, isto é, obturar o buraco de seu corpo, mas apenas aparentemente, pois ela permanece no impasse real inicial, a impossível mutação do real em significante, única via da demanda ao Outro. Só lhe resta, então, sempre retornar a esta mostração do impossível; e ela se obstina em vão porque a cavilha do significante mestre inicial, o S_1, está foracluído. A cabeça do bebê lambuzada não consegue obturar realmente sua boca, mesmo marcando seus lábios, por não ser a imagem substitutiva do objeto que ela teria podido me dar a ver e que teria estado sobre a via de sua demanda. Nenhuma substituição se revela, o real se fecha sobre si próprio, a desesperança faz, como sempre, com que Marie-Françoise caia assentada.

Ela pega, então, uma tampinha de panela e quer colocá-la no traseiro do bebê, de maneira evidente para tampar o buraco do corpo, mas desiste e bate no bebê, jogando-o longe. Pega então um patinho de borracha, que ela faz grasnar, e depois mergulha a ponta de sua cauda no arroz-doce, sugando-o. Dá-me as costas, mantendo a cauda do patinho na boca e aperta-o para fazê-lo grasnar. Sai com o pato enfiado em sua fralda e diz "xixi" à enfermeira que encontra.

O buraco do corpo só entra em questão para seu próprio corpo: sua boca, seu olho. Quanto a meu corpo, isso não lhe faz questão. Duas consequências daí se deduzem: por um lado, o Outro não existe para ela, uma vez que ele não é barrado, isto é, sem equivalente com o significante que lhe falta S($\cancel{A}$). Nada falta ao Outro – em particular, nenhum objeto lhe é separável –, e não há, então, desejo – em particular, nenhum desejo que concerniria o seu lugar, como é o caso para todos os sujeitos em sua relação com seu Outro primordial. Esse Outro real absoluto, a quem nada falta, é bem diferente do Outro da psicose paranoica, como já nos mostrou Roberto, a Criança do lobo. O Outro da psicose corre o risco de realmente não ter o objeto, e também o pequeno sujeito psicótico precisa fazer de tudo para salvaguardá-lo, em uma dívida sem fim.

3. O duplo.

Essa ausência de buraco no Outro e, portanto, de alienação no significante do Outro que não existe, faz do duplo outro componente fundamental e estrutural do autismo. Tal ausência de significante do Outro, com efeito, exclui a identificação. Existiria, entretanto, fascinação? Nádia nos mostrou que, diante do espetáculo de uma criança sob os joelhos de uma enfermeira, sua fascinação não dependia apenas do que via, mas de um terceiro termo – que ela alucinava –, o objeto oral que não estava na imagem, entretanto era a causa de seus movimentos de sucção. Sua fascinação dependia então de sua alucinação desejante do objeto. É isto que faz a diferença com o duplo. Na falta do objeto causa do desejo que não está implicado no encontro e, sobretudo, que não é alucinável na ausência do Outro. A montagem da pulsão não pode ter lugar: o real toma-lhe o lugar – seja o do Outro ou o do objeto, ou mesmo do próprio sujeito. O espelho do Outro do esquema ótico – espelho sem a tintura de estanho polido no reverso, pois ele não é apenas o lugar do reflexo do corpo – não se interpondo entre $i(a)$ e $i'(a)$, a passagem se faz entre dois $i(a)$. A divisão do sujeito se faz no real de seu duplo, no real do mesmo. Para retomar os termos de Lacan: "(...) a presença em outro lugar produz esse lugar como ausência (...), ela apodera-se da imagem que o sustenta e a imagem especular transforma-se na imagem do duplo, com o que esta traz de estranheza radical".[9] É necessário ainda precisar que a imagem, então, não dá acesso ao especular propriamente dito, que conjuga a imagem reunida do corpo despedaçado, fonte imaginária da jubilação, com essa parte não especularizável no campo do Outro, o objeto (a), que faz a alteridade deste e não a estranheza do duplo.

Já havíamos encontrado essa imagem do duplo na sessão de 14 de outubro, quando Marie-Françoise, num esboço de identificação, não pôde alimentar o bebê e fez então do marinheiro seu duplo, apoiando-o sobre cada um dos olhos.

Esse duplo reaparecerá em seguida, uma vez que ela fracassará na identificação ao semelhante ou ao objeto em razão da ausência do Outro, como já havíamos visto em 15 de outubro. Ela aproxima o rosto da borda do prato de arroz-doce, solta um gritinho em minha direção, depois diz "mamãe", dirigindo o olhar para a janela, lugar da ausência. Toma então o bebê sem nada dizer, olha para ele, toca-lhe o nariz, a boca, os olhos, e faz dele seu duplo substituindo a ausência que encontrou na janela. Ausência, que não é apenas do real, mas do significante – o que faz um vazio em nada menos real – e que teria podido devolver-lhe de forma invertida a demanda que ela emite. Que significante falta? A não ser o primeiro de todos, o S_1 unário, aquele do gozo prévio pelo qual, a partir da voz do Outro, o sujeito se coloca por seu balbucio. Por não poder destacar os elementos em seu Outro que permanece absoluto e real, sem objeto voz destacável, isto é, cedível, o autista não balbucia mais. Sua palavra não faz, então, do adulto um Outro, mas o coloca no lugar de um real intrusivo.

Em 17 de outubro, Marie-Françoise não deixa de prosseguir sua procura de um objeto entre ela e mim, sob a forma de uma bala que ela começa a chupar antes de apoiá-la contra o nariz e a estende para mim, sem me entregá-la: tenta, através disso, passar o buraco de seu corpo para o meu, com a bala. Rapidamente, contudo, desiste, para pegar o marinheiro que ela aproxima e mantém a um centímetro de seu olho. Interpreto o sentido desse duplo e ela interrompe o manejo para me dirigir um gritinho de apelo-reconhecimento que eu imito; deslumbrada, recomeça por mais duas vezes. Em tal sequência entre a bala e o grito, Marie-Françoise escuta muito bem o que eu digo, mas sua resposta permanece sempre num enquadramento que ela não pode romper. Se toma o marinheiro para colocar contra o olho, o nariz e depois novamente sobre o olho, é porque busca, para além do buraco em mim, a imagem do outro que faria ponto de ancoragem para ela e que lhe permitiria se orientar frente a mim. Entretanto, não há, para ela, nem Outro furado nem imagem do semelhante, que se reduz ao real do duplo colado sobre seu olho. O que poderia parecer um pequeno grito de apelo só a reenvia ao imediatismo de seu eco, e não ao Outro.

A cena seguinte é a primeira tentativa verdadeira de articular um objeto de meu corpo, meus óculos, com o bebê. Ela explora inicialmente esses óculos com o dedo, depois o sacode, joga longe e pega novamente, e depois pega o bebê, olha sua fralda e depois seu rosto. Apoia-o contra o próprio olho e coloca a boca sobre a boca do bebê. Tudo parece ter retornado ao ponto habitual do duplo boca-buraco, na "imagem de uma boca que se beijaria a si própria", mas é a do duplo. Coloca o bebê a uma distância razoável, toca-lhe o nariz, a boca e depois os olhos. Pega meus óculos, e começa a sugá-los olhando o bebê que ainda segura. Sua emoção torna-se muito intensa, como se chegasse muito perto de um passo decisivo que ela não pode dar: que o bebê se tornasse sua imagem a meus olhos, no ponto onde ela fez o buraco, ao retirar-me os óculos. Só lhe resta fugir do risco de ser meu tapa-buraco real. Leva o bebê e deixa os óculos.

Que ela tente tirar-me os óculos é consonante com uma predominância paradoxal em Marie-Françoise, do olho, do nariz, sobre a boca. Por exemplo, em 22 de outubro, ela reencontra o prato de arroz-doce, mas nada come, como no dia anterior, depois de tê-lo demandado ativamente. Comer, "não se trata disso" – "isso" é colar o objeto sobre o olho, e é o que ela faz ao aproximar o rosto do prato, deslizando um olhar em minha direção e chegando mesmo a soltar um grito de apelo. Furiosa por eu não obedecer ao apelo, ela, entretanto, fica muito aliviada por eu não lhe dar o arroz-doce, o que teria sido forçá-la. A colocação do objeto sobre o olho é paradoxal, na medida em que, como em todos os autistas, o olho de Marie-Françoise é morto ou como um muro, sem olhar. Não se trata aqui do olhar com a distância que lhe é própria, mas de uma colagem do objeto sobre a superfície do olho, sem imagem nem especular, que constitui a essência do duplo na relação do autista ao semelhante.

As relações com o corpo e seus orifícios também entram em jogo, como demonstra Marie-Françoise, em 23 de outubro. Ela começa por chupar uma bala, mas, no lugar de engolir a saliva, abaixa a cabeça entre os dois braços, apoiada na beirada da mesa, e deixa a saliva escorrer até o chão; isso vai em sentido inverso a toda satisfação oral.

Liga em seguida o buraco da boca com o orifício da outra extremidade do corpo, que ela vai explorar no bebê. Esse bebê veste uma fralda, ela olha longamente para a fralda, em seguida aproxima o dedo e tenta introduzi-lo na fenda da fralda, mas em vão, e então me olha interrogando e olha de modo perplexo o bebê. Retornando ao buraco da boca do bebê, aí coloca a sua, longamente, renovando uma espécie de busca pulsional. A cena termina em uma explosão significante que ela lança, olhando-me, e pondo o maxilar para frente: "bebê, eu, xixi, mamar" – ao dizer mamar, olha a mamadeira e acrescenta com um tom violento: "partiu, partiu". Nesse breve momento, o real da ausência transferido em significante, e ela me dirige sua demanda, porém sua boca se fechou; e dirigindo meus gestos faz-me pegar a colher e enchê-la no prato. Come, assim, todo o conteúdo do prato. O passo que se anunciava aqui tão claramente nos significantes antes que ela se fizesse alimentar, torna-se curto, uma vez que, durante a própria cena, assenta-se com o marinheiro para apoiá-lo contra o olho com muita força. Marie-Françoise está reduzida a preencher o buraco de seu corpo colocando o marinheiro, este duplo, não sobre a boca, mas sobre o próprio olho.

Fará uma nova tentativa com a mamadeira, que ela olha, mas não pode tocar, e diante da qual raspa a garganta para cuspir antes de me fazer pegar o prato de alumínio e conduzir minha mão a fim de colocar sua boca na borda. Conduzir minha mão é muito específico da relação do autista com o corpo do Outro: ele manipula todo o corpo do Outro como um objeto. Aí se percebe a assinatura de uma relação ao real do corpo do Outro, que fracassa em recortar os objetos, uma vez que apenas a dialética significante permite tal recorte. Ela quer tomar tudo do prato; mas, na realidade, não faz nada; suga, ao mesmo tempo que olha fixamente a mamadeira. Com o prato, consegue chegar ao objeto substitutivo da mamadeira, não sem ainda esbarrar em uma impossibilidade, uma vez que em tais condições a maior parte do leite cai sobre a mesa. Fracassa, em absorver o leite do arroz-doce espalhado, tentando utilizar meus óculos. Então, ela desiste, sem ter podido, em momento algum, dirigir-me sua demanda.

Segurando sempre os óculos, diante da falha do oral, aplica sempre algo sobre seu olho: coloca os óculos no rosto do marinheiro, como se meu olho estivesse aí também concernido, e aproxima todo esse conjunto de seu olho, chegando a encostá-lo na lente dos meus óculos.

Nádia, no pré-especular, tinha também pesquisado na superfície de meu olho a imagem que acabara de ver em 10 de dezembro; até que, enfim, o espelho descola essa imagem do olho, do seu e do meu, pelo estabelecimento de um espaço tridimensional onde a superfície deixa de ter uma única dimensão em sua relação de objeto. Marie-Françoise não pôde atingir esse ponto. Ela não pôde atingir o quê, uma vez que, a cada instante, as substituições de objetos manifestamente se rompem? Todos os objetos-alimento tomam o lugar da mamadeira. Essa empreitada substitutiva localiza-se no princípio da metáfora, tudo está aí, até o significante, mas o real e o significante permanecem confundidos pela falta de inscrição do significante no Outro. A substituição propriamente metafórica S'/S de um significante por um outro significante não pode se produzir. Se o Outro é o lugar do significante, portanto aquele da metáfora, ele permanece, para Marie-Françoise, inexistente, enquanto tal, e então ela o manipula como a qualquer objeto real, fazendo-o passar de uma ausência real na janela a uma presença não menos real quando ela se endereça a mim. Assim, apesar das aparências, nela fracassa a dimensão do significante que é a metáfora, *a fortiori* o outro excessivamente significante que é a metonímia, uma vez que nenhuma parte do todo pode ser isolada. A substituição em Marie-Françoise sustenta-se apenas do real dos objetos, sem que se produza a significação no Outro que ela não tem.

Nas sessões seguintes, ela vai dar ao duplo uma extensão que fará dele o centro de sua estrutura. Em 27 de outubro, olha a mamadeira, dizendo "bebê, mamar", depois, vem e toca meus óculos, fazendo-os deslizar lentamente ao longo de meu nariz até que possa colocar a boca em torno da armação, cuidando para que a extremidade de uma das hastes permaneça entre meus lábios. Ela parece, assim, tentar fazer uma mediação entre ela e eu com o objeto. Prossegue nessa tentativa no nível da alimentação, comendo duas ou três colheres de cereal, mas não o suporta e espalha o cereal com violência, enrubescendo-se. Daí ela se inclina sobre o marinheiro, seu duplo real, sem aplicá-lo sobre o olho ou o nariz, mas sobre sua fralda e arrisca-se na posição agachada para que ele esteja assim tão perto de sua boca que sirva de tampão aos dois orifícios. A relação desse marinheiro com a alimentação torna-se evidente: com a colher em uma das mãos, ela bate nele como batia na comida. Tudo isto se inscreve contra qualquer interpretação no sentido autoerótico da cena: não há mais masturbação aqui, tanto quanto não há o sugar de um dedo. Após a tentativa de tampar o buraco de seu corpo, ela só pode fugir de mim confirmando o que eu lhe dissera, que não há Outro para ela na alimentação, implicando que não há tampouco para o Outro o orifício do buraco de seu corpo, que tenta então obturar com seu duplo real.

Em 29 de outubro, o duplo toma uma nova dimensão: ela me incorpora escopicamente, como havia feito com seu duplo, o marinheiro. Seu olhar dirigido a mim, inicialmente exorbitado como diante do prato de arroz, torna-se suave e sem uma tonalidade devorante. Tenta então reunir o olhar e a alimentação mergulhando a haste de meus óculos e sugando. Mas essa tentativa de ligar a mim o objeto oral dura pouco:

ela se dirige ao arroz-doce e não a mim, montando quase uma frase que resumiria sua história: "partiu, mamar, bebê, sem mamãe, quero não!" Creio escutar que ela diz "demandar" e "comer". Demandar a um Outro que não é sua mãe, no lugar da qual há uma ausência real, isto é, não dialetizável, "ela não o quer", e "comer", não o quer mais, já que o real que ela pode comer não contém sua mãe que partiu. Isto me parece de tal maneira evidente que lhe digo isso. Certamente, escuta-o e é ainda olhando o objeto, a mamadeira, que ela diz "mamãe partiu" e se deixa cair assentada, destruída por esse real.

Depois dessa cena, Marie-Françoise tenta novamente uma abertura, reaproximando-se de mim: depois de pegar a colher e retirá-la do arroz-doce, dirige-se a mim como se buscasse um papel que ela deseja que eu desempenhe. Da superfície do arroz à superfície de minha pele, lambuza-me a bochecha e a testa. Esperei muito que esse lambuzar pudesse referir-se à incorporação de um alimento de corpo que pudesse encontrar seu sentido mais primitivo à condição de que ela o fizesse passar por meu corpo. Marie-Françoise, contudo, não se lambuza, lambuza apenas a mim. Para Nádia, esse lambuzar tem o sentido também de presentificar a superfície de um corpo não furado, que neste caso não é o dela e sim, o meu. Ora, somente um corpo furado pode fundar o Outro em sua presença simbólica frente ao corpo do pequeno sujeito que, na origem, não deve ser furado. O objeto destacável é, com efeito, o do Outro, segundo o que propõe Lacan: o corte passa entre a mãe e o objeto, e não entre o pequeno sujeito e o objeto. Se ela me lambuza, não é ao Outro que ela atinge. Tanto quanto no seu lambuzar-se de fezes, vemos que o Outro não é presente e também o outro fracassa, pela falta de poder inscrevê-lo no Outro como uma imagem.

Exausta, ela se deixa cair assentada e, pegando o marinheiro, serve-se dele para tampar o buraco de seu próprio corpo. No registro do real, é-lhe impossível destacar de meu corpo um objeto que tamponaria o buraco do seu, tal como Nádia o fazia no registro dos objetos significantes. No entanto, a abertura que ela fez deixa um traço, pois ela toma um prato para beber, ou seja, tamponar o buraco da sua boca bebendo o leite do arroz-doce; mas sua tentativa é vã, ela não pode beber esse leite que escorre pelos lados de sua boca e é um objeto real, o prato, que ela morde antes de lançá-lo longe, furiosa, e, novamente, cair sentada. Nádia mordera meu corpo, mas Marie-Françoise é sempre reenviada a sua própria perda real, que ela então tenta preencher realmente. Ela não pode alcançar a perda do Outro, que o instauraria enquanto tal.

4. O espelho no real.

A ausência de imagem para Marie-Françoise, na qual o duplo toma o lugar no real permanentemente, só pode ter uma consequência radical, a da ausência do especular para ela. É o que ela mostra em 3 de novembro, quando se depara de maneira fortuita com o espelho.

Com efeito, ao contrário de Nádia, que havia demandado o espelho, Marie-Françoise só o encontra por acaso. Uma enfermeira lhe oferece sua imagem no espelho, num pequeno estojo de maquiagem com o qual está brincando. Ela então se levanta, olha no espelho, com o queixo projetado para a frente, emitindo fonemas agressivos. Visivelmente, ela não identifica o que vê como sua imagem. Vai procurar nas costas do espelho o objeto que ela vê, como se o espelho não fosse nada mais que um vidro.

O que vê não é nem uma imagem nem seu duplo, então ela cola apenas o que lhe serve de substituto, o marinheiro, sobre seu olho. E também não está particularmente perturbada com tal encontro, que não entra em nenhuma categoria que pudesse interpelá-la quanto a seu corpo. Para Marie-Françoise, o especular não existe. A sessão vai concernir sua relação aos objetos que lhe servem de espelho. Inicialmente, cola seu rosto contra o prato de arroz, como já o fizera várias vezes, o prato de arroz está mais próximo de representar o espelho do que o próprio espelho. Até então, o prato era apenas um real impossível, mas, dessa vez, ela pôde pronunciar diante dele alguns "nham, nham". Seria uma demanda? Eu lhe digo isso, mas rapidamente ela anula toda demanda sob a forma de uma chuva de fonemas incompreensíveis. Recusa o sentido e, mesmo, o significante, pois me faz calar, reproduzindo assim a ausência de sentido do alimento absorvido pela bulimia. Em seguida, retoma sua denegação dolorosa: "Quero não, mamãe!", mas seu pedido se dirige ao cereal, e ela pode se mirar apenas no objeto ao qual dirige seu significante "mamãe". O cereal, que não é um espelho, não lhe reenvia nenhuma imagem, tanto que ela não mascara a perda do objeto (*a*) não especularizável como o espelho.

Portanto, na ausência do espelho, Marie-Françoise se dobra sobre a papinha que ela espalha, lambuzando tudo, inclusive meus óculos com os quais me lambuza. Digo que estava tentando fazer de mim seu duplo, para o qual ela poderia se mirar narcisicamente. Ambas lambuzadas, ela pode retirar meu relógio, que ela molha na papinha e suga, me olhando.

O espelho no real e a ausência do especular propriamente dito vão impor a Marie-Françoise uma estrutura de continente e de conteúdo que, no final, segundo a lógica do duplo, que pode senão persistir, culmina em fazer de seu Outro seu próprio duplo.

Uma cena tem lugar em 12 de novembro, quando Marie-Françoise introduz a situação do espelho, porém amputada do registro simbólico. Eu quis interromper a sessão, e ela me disse violentamente: "Não, quero não!", olhando-me profundamente, antes de retornar à sala e se colocar diante da janela. Ela só olha as árvores através do vidro da janela se eu a estiver olhando; mas não tolera que eu, como ela, olhe pela janela, é preciso que eu a olhe olhar. Trata-se aí da cena típica do espelho com Nádia, onde a criança olha sua imagem, que vai fundar o exterior de seu corpo sob o olhar do Outro, condição para efetuar a passagem ao especular e apreender a perda implícita do Outro para tolerar a sua (perda) em sua própria imagem virtual? Se Marie-Françoise exige meu olhar, entretanto, o espelho é substituído pela janela; o espaço virtual permanece por trás da janela, um real, o topo das árvores. Assim, Marie-Françoise realiza uma cena de espelho no real, sem a elisão nem a perda inerente a esse encontro do espelho. Ao exigir meu olhar sobre ela, ela, então, se assegura de sua existência em meu olho. Reencontramos o esboço do que Nádia realizou na fase pré-especular através da imagem do outro colado em meu olho, o qual lhe indicava seu lugar e me colocava como seu Outro.

Marie-Françoise, contudo, não alcança esse Outro. Em vez de dar o passo dos objetos em direção ao corpo do Outro, ela se fecha certamente em sua relação com os objetos, em oposição a mim, e termina a sessão aplicando-me uma sonora bofetada. Retoma o lambuzar, mas, dessa vez, lambuza a mamadeira, excluindo os corpos, tanto o seu quanto o meu.

Ao mergulhar o rosto do bebê no prato, não o faz para exprimir seu desejo de se alimentar; suga-lhe as mãos e joga-o longe: esse bebê significa um refúgio real contra mim, isto é, um duplo.

O Outro não é portador de objetos causa do desejo, ele é o próprio objeto, o que às vezes dá conta da necessidade que ela tem de mim e do impasse diante da minha presença, a qual só pode recusar em um "tudo ou nada".

Sua ambivalência é oscilação entre o amor do Outro e a procura agressiva do objeto do qual ele seria portador. Ela está tomada apenas pela alternância da minha presença real, que ela espera e busca, e sua recusa radical na sessão que corresponde à ausência real de sua mãe, à qual ela se endereçava, virando-se para o vazio da janela. Marie-Françoise fracassa em toda a dimensão imaginária e especular, tanto entre ela e o bebê quanto entre ela e mim.

Ela não fica nisso; tenta uma situação ternária. Dobra-se sobre o bebê, seu duplo, que ela acopla com seu outro duplo, a mamadeira: levando à boca uma das mãos do bebê, olha-o fazendo intensos barulhos de sucção; depois explora seu rosto apoiando-se um pouco sobre cada olho e tentando enfiar-lhe o dedo na boca. Essa exploração do buraco da boca do bebê, o faz sair de seu papel de duplo. Ela o confirma virando-se para mim e jogando-o violentamente sobre meus joelhos. Ele cai no chão e ela não mais se ocupa dele. De minha parte, não o pego, assim como não havia pegado o marinheiro de Nádia, após o primeiro espelho, pois nem esse bebê nem aquele marinheiro são representantes. Para Nádia, isso foi a chance de efetuar uma perda da qual conhecemos a fecundidade, como o demonstraram os espelhos que se seguiram. Para Marie-Françoise, que eu não pegue o bebê é uma chance, pois ele não a representa e permanece um objeto real, entre os outros, do qual ela se separa. O espelho não está a sua disposição como lugar onde possa significar essa perda.

No lugar do espelho e da superfície, ela encontra o cesto e a bacia de água, isto é, continentes, volumes, como eu lhe havia falado. A bacia de água é feita de dois termos, bacia e água; e quando ela aí coloca todos os objetos que ela pega no cesto, estes não são apenas os objetos que ela sempre conheceu por aquilo que são, objetos reais, mas objetos que se acrescentam aos dois primeiros: a bacia mais água, mais os objetos, em uma situação onde há o terceiro, sendo a água o intermediário com a função estrutural de desrealizar os objetos. Depois de ter cautelosamente aí depositado um doce e lançado um olhar sobre todo o conteúdo da bacia, ela se desinteressa e se dirige ao cesto vazio, que continha os objetos que estão agora na bacia. Aí rapidamente chega aos seus objetivos: ver o exterior no fundo do cesto, na superfície do qual ela passa a palma da mão. Contrariamente à bacia, o cesto não é um continente, mas uma superfície. É a primeira vez que ela coloca a superfície como elemento de um objeto a ser explorado. De fato, se aproximara da superfície de meu corpo ao lambuzar-me, mas a exclusão de seu próprio corpo, não lambuzado, a mergulhara de volta em seu circuito autista.

Depois de explorar a superfície do exterior do cesto, ela segue pela superfície interior, o que poderia se impor por uma procura de um continente, mas não é disso que se trata.

Durante a sessão seguinte, em 17 de novembro, ela me toma os óculos e faz barulho de sucção. É a primeira vez que um objeto de meu corpo é tão claramente ligado a um autoerotismo. Coloco de volta os óculos, e ela cospe uma bala que tem na boca. Come uma colher de papinha e me acerta os óculos jogando a colher, tudo isso como que para dizer do laço necessário entre meu corpo e a alimentação, para que ela pudesse comer e isso fizesse sentido. No entanto, ela deve colocar os objetos na bacia, o que faz da bacia algo como um Outro em reserva, por meio do qual possa me agredir; o progresso de Marie-Françoise consiste nessa oposição que ela instaura entre a bacia e o Outro, início de articulação de um par de oposição. Além do mais, ela chega a estabelecer uma situação ternária entre meus óculos e o marinheiro, apertando este último contra a própria bochecha, intercalado pelos óculos. Seu duplo só fica descolado dela mediante um objeto de meu corpo, cujo estatuto não é, contudo, aquele de um objeto causa do desejo. Ela aperta o marinheiro fortemente contra a boca; pela primeira vez, faz dele o objeto que obtura o buraco de sua boca. Ela me agride ainda; sua agressão insistente termina por tomar o valor de uma censura: a de que possui um corpo aberto, esburacado, um corpo cujo buraco, na transferência, eu teria fracassado em obturar.

Tendo colocado o bebê no cesto, sacode-o sem conseguir fazê-lo cair e se bate com a alça do cesto; então se vira para mim para exprimir sua fúria.

Em 19 de novembro, a sessão é a repetição da anterior, assinalando a presença, para si, do significante sob a forma que vimos do par de oposição entre a bacia e eu, entre a bacia, reserva ternária dos objetos, e eu, que me torno também portadora de objetos, e que, porém, ela agride sem cessar, pois, na transferência, sou tomada como aquela que se recusa a dá-los a ela. O estado inicial no qual eu era a presença real de uma ausência não menos real, sem que nenhum objeto de meu corpo pudesse adquirir a qualidade de objeto destacável, foi ultrapassado. Ela o prova quando pega meus óculos e mergulha uma haste na papa e a suga. Não podemos nos impedir de pensar no que ela havia feito com a mamadeira em 13 de novembro, quando colocou a papinha no bico da mamadeira. Isso quer dizer que, como a mamadeira, eu só posso lhe oferecer o que ela me traz. Inversão real dos papéis que podem cortar toda a demanda.

Marie-Françoise retorna ao cesto, onde coloca e tira um pé, segurando nas barras do berço. Com dificuldades, ela chega a colocar os dois pés no cesto e permanece aí, mas sempre agarrada às barras do berço. Produz fonemas bem articulados, que ela dirige mais em direção ao alto da janela do que a mim. Acaba saindo do cesto, pega o bebê e joga-o a meus pés, dizendo "bebê". Depois, vai abrir a janela e fica olhando para fora durante cinco minutos, mas seu interesse não se dirige ao que se passa lá fora, e, sim, a mim. Por três vezes tenta fechar a janela sobre si mesma, como que para se isolar de mim. Quando retorna, vira o balde, a areia se espalha, o que a deixa em pânico e, então, vem me puxar os cabelos. Sua fralda cai-lhe sobre os pés. Coloco uma fralda a sua disposição e ela a entrega a mim. Troco-lhe a fralda e fico tocada por seu breve momento de alegre liberdade inesperada para mim. Nesse momento, será que ela atinge o ponto em que o Outro obtura o buraco inferior do corpo – justamente ela que, como vimos, tem o corpo furado diante de um Outro que não o é?

Em 22 de novembro, ela me leva a todos os quartos e, depois, retorna à sala, durante alguns instantes apenas, para colocar todos os objetos do cesto na bacia que aparece ainda como um continente. Seria essa bacia um representante em primeiro grau do Outro: *Repräsantanz*, mas não *Vorstellungrepräsantanz*? Nada a ver, em todo o caso, com o arco de Nádia, que continha seu representante metonímico e o meu.

Em 24 de novembro, realiza-se a última sessão antes de minha partida. É ainda uma sessão no ambulatório, onde ela exprime seu interesse pelo mundo exterior, o que me parece tratar-se de um refúgio contra mim. Percebe um menininho, de quem se está trocando a fralda, e o olha longamente. Quer tomar em seguida uma sacolinha com a qual outra criança brinca. Finalmente, dirige-se a uma terceira, que chora, e então sacode o berço para que a criança chore novamente, logo que esta para de chorar. O choro dela não a aflige, como a Nádia, que se emocionava em eco. Marie-Françoise não fica interpelada por seu semelhante, seja como próximo, seja como objeto do Outro. Ele é apenas um puro real e, como tal, submetido à sua pulsão de destruição, o que provoca o tom sádico da cena. Uma questão se coloca, entretanto, a da escolha que ela faz de agredir os meninos: sua curiosidade atenta e seu interesse escópico se centram sobre o sexo do pequeno outro, e a visão do pênis apenas atiça sua pulsão de destruição por não reenviá-la ao Outro, onde essa diferença poderia se inscrever no registro da falta. Sem Outro, não há inveja nem ciúmes, mas somente pulsão sádica isolada.

Entretanto, finalmente quando tenho de sair, deixando-a com uma enfermeira, sua conhecida, ela rompe em soluços chamando "mamãe,

mamãe", o que permite pensar que o Outro pode agora advir no lugar de um apelo, que faz dela, nesse momento, o sujeito de uma falta.

Infelizmente, após essa primeira abertura, fui obrigada a interromper seu tratamento, em função de minha saída da instituição. Depois de uma curta preparação de Marie-Françoise, em relação a essa separação, qual terá sido seu alcance? Eu não sei.

CAPÍTULO II

KANNER E ASPERGER
As fontes

Após a descrição do tratamento de Marie-Françoise, só podemos retornar às fontes, isto é, à descrição *princeps* de Léo Kanner, que, em 1943, introduz pela primeira vez o autismo como um quadro específico, e não como um sintoma da esquizofrenia.

Eugen Bleuler havia introduzido o termo "autismo" como sintoma da esquizofrenia para demarcar a categoria da "demência precoce", segundo Emil Kraepeling. Foi o que o tornou conhecido como o inventor do autismo. Esse sintoma primário da esquizofrenia, mesmo atualmente, coloca a questão do diagnóstico diferencial entre esquizofrenia e autismo; para muitos autores, este último permanece no quadro da esquizofrenia. Veremos o que diferencia essas duas entidades estruturais. Parece-nos essencial, inicialmente, retomar a descrição de Kanner e sua descoberta.

Ela concerne o autismo infantil precoce, no que ele tem de precocíssimo, de inato, pois ele começa no nascimento, mesmo que só seja descoberto em seguida.

A desordem fundamental, para Kanner, consiste na inaptidão dessas crianças em estabelecer relações normais com os demais, crianças e adultos.

Em seu artigo de 1943[1] e no acompanhamento de seus casos, trinta anos mais tarde, em 1971,[2] Kanner nota inicialmente que os pais desses infantes "se referem a eles como tendo sido sempre 'autossuficientes', 'como dentro de uma concha', 'agindo como se ninguém estivesse lá'",[3] e isso desde o início de sua vida, o que faz uma diferença essencial com a esquizofrenia infantil, que tem lugar após uma relação inicial com o meio e o mundo exterior.

A solidão do autista faz com que ele ignore, desdenhe, exclua toda simulação do exterior. Um ponto dessa atitude particularmente se destaca: ausência de antecipação postural, quando o adulto se inclina em direção a determinada criança, com as mãos estendidas para pegá-la; tal fato é suficiente e tocante para despertar a consciência deste estado, nos pais.

Cada vez que uma solicitação do exterior é dirigida ao autista, ele responde como a uma intrusão apavorante. A alimentação é a intrusão mais precoce e os problemas alimentares chegam à anorexia severa; pois se a mãe não estiver atenta à hora da mamadeira, a criança, que não reclama, pode muito bem saltar uma refeição. Como vimos com Marie-Françoise, contudo, o que está em causa não é tanto o objeto-alimento em si, mas seu valor relacional ao Outro que alimenta e como esse valor tende a ser nulo, uma supercompensação que pode levar em direção à bulimia.

A ausência de resposta pulsional do autista desde o nível oral concerne não tanto ao objeto, mas à sua ausência de relação com o Outro que lhe daria um corpo, com zonas erógenas prevalentes na vida pulsional.

Em contrapartida, os pais tornam-se rapidamente atentos à completa ausência de reação da criança à sua presença ou ausência. A criança autista não chama, de forma tal que o grito não chega a representar demanda em função de uma resposta da mãe. Ele parece autossatisfeito e não mostra nenhum traço de afeição quando mimado. Tudo se passa como se o outro diante dele não existisse. "Um ponto particular e muito característico da doença", diz Bleuer, "é aquele que interessa a relação da vida interior ao mundo exterior. A vida interior adquire uma predominância mórbida (autismo)".[4] Kanner segue Bleuer, mas destaca, em 1946, a "extrema solidão autística".

Essa ausência de comunicação do autista com seu entorno, quando ele não fala, faz pensar em uma surdez que não se confirma nos exames, mas que pode orientar a criança a uma aparelhagem. Em outros casos, o autista possui um vocabulário normal para sua idade, mas só consegue fazer frases em ecolalia, ou, também, o autista responde sob uma forma que é sempre a mesma, ritualizada ou condensada.

Os objetos, contudo, em ausência de seu valor relacional, tomam tal lugar que a menor mudança em sua repartição é rapidamente percebida pela criança, frequentemente de maneira espantosa, quando se trata, por exemplo, de um livro que falta em uma das prateleiras da biblioteca, ou da cor de um dos lados do cubo em alguma construção. Então, desencadeia-se uma demanda imperativa de restauração da peça faltante ou do estado anterior. Kanner faz dessa reação que governa o mundo exterior do autista um sintoma de "imutabilidade", qualificando-o de desejo obsessivo, mas que não passa da analogia e preservação do real contra a destruição que anima o sujeito. "Imutabilidade", *sameness* em inglês, que poderia ser traduzido por mesmice, não deixa de nos enviar à dialética do duplo, que vimos antes.

Ao crescer, o autista faz geralmente prova de uma boa destreza manual quando conduz suas atividades sozinho, das quais não tolera que alguém tente distraí-lo ou que tente mostrar como fazer de outra forma. Em tais situações, ele se torna muito agressivo, mesmo fisicamente.

Do ponto de vista de sua índole, sua autossuficiência o deixa à margem de um mundo exterior feito de objetos não simbolizados e, em função disso, geradores de horror. O autista pode também ser tomado de um pavor violento diante de qualquer eletrodoméstico – aspirador, elevador –, quando então se torna capaz de explosões de violência destrutiva, dirigidas ao mundo exterior, objetos ou outros (adultos ou crianças) e, mesmo, dirigidos a si próprio em crises autodestrutivas de automutilação ou epileptiformes.

Um dos aspectos que nos permitiram delimitar a estrutura autística é, evidentemente, a relação do autista com a palavra e a linguagem. Sabe-se que o autista mudo configura uma das imagens mais tocantes, mas isso está longe de ser a regra. Oito das onze crianças acompanhadas por Kanner adquiriram a possibilidade de falar, na idade habitual, ou com algum atraso. Três permaneceram mudos.

A relação com a linguagem é inicialmente dominada pela ecolalia e confunde os pronomes pessoais. O "eu" é substituído pelo "você", por exemplo, "você quer tomar banho?" pode significar "eu quero tomar banho".

Embora o autista não se comunique, ele é capaz, no entanto, de uma faculdade excepcional de registro e de uma memória assombrosa, digna de nossos gravadores, sem falhas de palavras ou de imagens. Por exemplo, um desses meninos podia dizer e recitar, antes dos dois anos, os Salmos, o catecismo inteiro, ou algum outro saber um número impressionante de rimas e canções, ou reconhecer obras musicais complexas, sinfonias ou concertos.

A ausência de simbolização faz com que o autista dê às palavras um sentido totalmente específico em uma realidade que ele exige repetir, fazendo do significante um índice dessa realidade. Kanner relata, por exemplo, o "Yes" que um pai conseguiu obter de seu filho depois de tê-lo colocado nos ombros e que, em seguida, ele dizia "Yes" apenas para que o pai o colocasse sobre os ombros.

A criança autista pode também repetir, incessantemente, uma marcação que lhe fizeram ou uma advertência.

Tal relação ao significante e à linguagem pode fazer o autista, por um longo tempo, passar por um débil mental. É isso que invalida o Q.I. que ele obtém, em testes não verbais, o qual pode ser superior à média.

Na evolução da condição autista, uma aprendizagem, mesmo complexa, não está excluída, seja leitura corrente ou a prática de um instrumento musical. Os progressos da linguagem podem ser, ou muito lentos, ou frequentemente de uma rapidez estonteante. É difícil prever tal evolução, mesmo quando quem está com a criança investe ou se dedica muito. Imprevisível, de fato, é o sentido que o autista pode dar ao que aprendeu ou aprende, se bem que, paradoxalmente, ele seja capaz de aprender, em série, coisas que não fazem sentido (um anuário, dicionário) ou, ainda, de fazer cálculos mentais com números dignos de Einaudi, contudo, incapaz de memorizar um número de telefone.

Kanner insiste muito sobre o ambiente, parental em particular, procurando denunciar tal ou tal sintoma que poderia fazer a psicogênese do autismo da criança, localizando em alguns desses pais "pessoas afortunadamente autísticas". Kanner sugere "a possibilidade de que eles possam representar as manifestações latentes ou benignas do autismo, enquanto suas crianças mostrariam as formas manifestas das desordens". Suas observações no sentido inverso são mais interessantes, pois denotam as repercussões do autismo da criança sobre os pais confusos que procuram compensar isso tentando compreender.

É verdade que os autistas de Kanner eram todos provenientes de famílias altamente inteligentes: médicos, cientistas, escritores, jornalistas e artistas. Atualmente, já não se pode sustentar a mesma constante, mas a questão da relação do autismo com o cultural permanece aberta.

A questão do prognóstico e da evolução desses casos é o que permanece em aberto. Kanner se empenha em reencontrá-los, trinta anos mais tarde, em 1971. Citemos aqui o comentário que ele pôde fazer, em seguida, de suas observações:

"Os resultados dos que foram acompanhados não se prestam a considerações estatísticas em razão do número reduzido de casos implicados. Por outro lado, ele convida a sérias interrogações sobre o leque das evoluções que vão desde a deteriorização completa até uma adaptação profissional associada a uma adaptação social limitada, mas superficialmente boa."

"Não se pode deixar de ter a impressão que a admissão em um hospital do Estado era equivalente a uma sentença perpétua, que era acompanhada da desaparição das façanhas extraordinárias de memória, do abandono do combate anterior, patológico, porém ativo substituído pela manutenção da permanência (*sameness*), da perda do interesse pelos objetos, à qual se acrescenta uma relação fundamentalmente pobre com as pessoas – em outro termos, um recuo completo ao 'quasenada'. Fizeram essas crianças entrar em instituições onde elas eram ou agrupadas com crianças da mesma idade, ligeiramente deficitárias, ou mantidas nestes estabelecimentos em companhia de adultos psicóticos; dois entre eles foram, além do mais, transferidos de um tipo de lugar ao outro em função de sua idade. Um diretor médico foi bastante realista em reconhecer diretamente que ele só aceitara um paciente para fazer uma creche. É preciso, entretanto, dizer que recentemente alguns raros hospitais do Estado conseguiram abrir unidades distintas para as crianças com pessoal corretamente formado e tendo uma orientação terapêutica (...)."

"Não podemos deixar de nos perguntar se um outro elemento ainda impossível de se determinar atualmente pode ter uma influência sobre o futuro dessas crianças autistas. É bem conhecido em medicina que todas as doenças podem aparecer com diferentes graus de severidade desde a forma chamada rudimentar até o quadro mais florido (...)."

"Após uma história de mais de trinta anos e muitos esforços sinceros, ninguém conseguiu até o presente momento encontrar uma terapêutica detalhada, medicamentos, um método ou uma técnica que pudessem chegar aos mesmos resultados ou a resultados similares duráveis, para todas as crianças submetidas (...)". Existiriam sinais que permitiriam prever o futuro dessas crianças?

"Há, enfim, razões para pensar que certas respostas a tais questões parecem próximas. As explorações bioquímicas desenvolvidas de maneira ativa recentemente poderiam abrir novas perspectivas sobre a natureza fundamental da síndrome autística. Além do mais, uma tendência crescente a abordar todos os problemas em uma colaboração pluridisciplinar finalmente aparece."

"As investigações genéticas apenas começaram. As experiências etológicas podem culminar em novas ideias. Os pais começam a ser considerados de um ponto de vista mútuo, mais como pessoas que se colocam em uma extremidade da bipolaridade pais-filhos; eles foram tardiamente incluídos nos esforços terapêuticos, não mais como culpados etiológicos, nem como simples receptáculos de prescrições médicas e de regras, mas como co-terapeutas reais."

"Esse acompanhamento por trinta anos não indica, aliás, quase nenhum progresso concreto, desde a época do relatório inicial, senão um refinamento nos critérios diagnósticos. Houve uma produção confusa de teorias, de hipóteses, de especulações e de múltiplas e corajosas tentativas bem-intencionadas, visando melhorar os problemas que ainda esperam uma avaliação final. É inteiramente justificado esperar que o acompanhamento seguinte de grupos de crianças autistas, por um período de vinte ou trinta anos, levará a apresentar um relatório de conhecimentos factuais novos tanto quanto de material levando a um prognóstico mais otimista do que este."

Kanner então foi tentado pela posição organicista que reencontramos hoje na psiquiatria americana e sustentada nas diferentes biografias que vamos analisar.

Vamos apenas resumir a hipótese das neurociências que, atualmente, dão lugar a numerosas pesquisas, citando Christopher Stodgell, um toxicologista do desenvolvimento da Universidade de Nova York, em Rochester: "O processo que instala o funcionamento do cérebro é análogo a uma partitura musical, onde os genes, na orquestra se contariam por dezenas de milhares. Se eles funcionam como devem, então você tem o concerto para clarineta de Mozart, senão, você tem uma cacofonia."

Se, em 1943, Kanner fez a descoberta do autismo e o descreveu em sua forma mais completa – primária, precoce, neonatal –, desde 1944, Hans Asperger,[5] um pediatra austríaco, aplicou o termo "autismo" a crianças atingidas menos severamente, apenas fechadas em si mesmas, preocupadas com repetições e fazendo esforço para aprender a falar, evocando certo grau de debilidade mental ou, ao contrário, superdotadas. Talvez possamos evocar uma tal síndrome através de casos variados, a partir das biografias de autistas e, até, dos escritores célebres e de gênios.

CAPÍTULO III

AUTISMO, ESQUIZOFRENIA E PSICOSE
Distinções

Uma questão sempre retorna quando se trata de autismo: seria uma esquizofrenia? Talvez a resposta afirmativa dada a esta questão há muito tempo fez com que o estudo do autismo permanecesse atrasado, freado ou reduzido a sua forma mais expressiva, a saber, a do autismo infantil precoce.

Essa forma clínica merece toda a nossa atenção, uma vez que, como a vimos com Marie-Françoise, podemos dela deduzir uma estrutura específica, cuja extensão compreende, não apenas a primeira infância, mas também a adolescência ou a idade adulta. A questão pertinente é a de saber em quê o autismo difere da esquizofrenia.

O primeiro ponto é histórico. Lembremos rapidamente que o grupo dos esquizofrênicos foi introduzido por Bleuler em 1911, e que, trinta e dois anos mais tarde, em 1943, Léo Kanner publicou seu estudo princeps sobre o autismo. O termo "autismo", por natureza, provocava confusão, uma vez que já fora introduzido por Bleuler como sintoma primário da esquizofrenia, a ponto de, como vimos, esse autor poder ser considerado como o inventor do autismo. O que permitiu especificar o autismo?

A resposta diz respeito, inicialmente, à data de aparição do autismo e da esquizofrenia infantil.

O autismo aparece inicialmente, desde o nascimento, quer se mostre logo evidente, ou seja, encontrado por um detalhe. Vai parecer, então, que o jovem autista nunca manifestou qualquer interesse pelo mundo exterior ou por seu ambiente, e, sim que ele permaneceu na defensiva, como se estivesse sempre sob uma ameaça de intrusão estranha. Ele é capaz de apresentar crises de raiva, que vão até o limiar da crise convulsiva ou, mesmo, o que não é raro, até a crise epilética.

Ao contrário, o jovem esquizofrênico foi inicialmente uma criança fácil que viveu em grande parte, segundo as aparências, normalmente em seu ambiente durante dois ou três anos. O jovem esquizofrênico, contrariamente ao autista, é mole e passivo: funde-se nos braços que o envolvem.

A entrada na esquizofrenia comporta essencialmente uma *Spautung*, isto é, uma dissociação entre o mundo interior e o mundo exterior, com predominância do mundo interior; foi o que Bleuler chamou "o autismo", não sem uma referência ao autoerotismo, segundo Freud – se bem que ele recusou qualquer componente sexual ao falar, não de "autoerotismo", mas de "autismo". Por que fazer do "autismo" um equivalente do termo "esquizofrenia", uma vez que ele apenas designa um sintoma mais ou menos predominante em certas formas da doença (hebefrenia, catatonia) e que o sintoma central, segundo Bleuler, consiste na dissociação da vida psíquica, da qual o termo "esquizofrenia" dá conta?

"O vazio assim criado pela dissociação tende a se permutar", diz Henri Ey, "em uma produção delirante, positiva". Ele acrescenta mesmo o que de forma alguma esclarece a questão: "é o delírio autístico ou autismo".[1] Apenas vejamos: o delírio pode ser qualificado de autístico, mas o autista não delira; esta é a grande diferença entre o autismo e a esquizofrenia, mesmo se os autores localizaram essa diferença no tempo, atribuindo ao adulto o delírio autístico, aquele de uma esquizofrenia, e reservando à criança a inaptidão de estabelecer uma relação com as pessoas e as coisas.

O autismo e a esquizofrenia diferem não somente por sua data de aparição, mas por sua evolução. Contrariamente ao autismo, de fato, a esquizofrenia apresenta picos evolutivos em alternância com períodos normais ou quase normais, ou, ao contrário, uma evolução letal nos casos gravíssimos. Outra evolução pode ser feita em direção à forma schreberiana do delírio paranoide.

A esse propósito, interroguemos a foraclusão no autismo. Certamente há foraclusão. Mas não seria dar prova de um reducionismo, aplicar-lhe pura e simplesmente a falha da metáfora paterna que foi a descoberta de Lacan em Schreber? Sabe-se que ele retomou a questão com Joyce, incluindo a questão da relação ao corpo e à linguagem.

Lembremos os sistemas que Freud introduziu no *Entwurf*:[2] o sistema de percepção em relação com as coisas do exterior, que deixa traços mnêmicos, formando um sistema de representação que funciona no interior e que concerne ao sistema pulsional. De um ao outro desses sistemas, a *Bejahung* ou a afirmação da representação toma lugar a partir da percepção. Esse processo não concerne ao conjunto dos objetos, mas apenas a certas lembranças; essa *Bejahung* comporta, então, para os objetos que lhe são submetidos, uma função foraclusiva. Vê-se então que, paradoxalmente, essa foraclusão primitiva se faz necessária à afirmação de um primeiro conjunto de elementos separados dos outros. Esse processo primordial de exclusão de um dentro primitivo constitui um primeiro corpo de significantes. Dessa maneira, pode-se chegar mesmo a conceber que a foraclusão na psicose signifique o resultado da ausência dessa função foraclusiva necessária à *Bejahung*. Esse seria o caso de quando não há nem zero nem negatividade. Nada de falta, o que novamente quer dizer, então, que tal foraclusão tem mais a ver com um excesso do que um déficit, isto é, um excesso de real impossível de ser negativizado.

A foraclusão pode, assim, concernir a dois níveis: seja a função foraclusiva da *Bejahung* que interessa ao julgamento de atribuição e, secundariamente, a *Verneinung*, o julgamento de existência, o que dá a abertura fundamental para o registro simbólico. Nesse registro, trata-se da metáfora paterna através da qual o Outro fica descompletado quando o Nome do Pai é aí convocado a responder nesse Outro por um puro e simples furo.

No caso de ausência de *Bejahung* e de sua foraclusão, o sujeito permanece frente a um significante que já não significa nada, salvo o ser do real antes de toda a sexuação, cujo lugar está longe esperando qualquer significação fálica. É esta que pode advir, ou não, pelo do Nome do Pai, que se faz encarregado de uma frustração do gozo através da qual apenas o grande S barrado do sujeito pode advir. Apontamos aqui a foraclusão, mais radical do autismo, muito aquém de um esboço de castração, contrariamente a Schreber que deveria fazer-lhe frente, como o preço a pagar ao Outro, a Deus, fazendo-se de sua mulher.

A questão permanece aberta quanto no nível estrutural da paranoia e do autismo, nível estrutural da linguagem, que toca ao ser e que faz dizer a um autista, como veremos, que essa linguagem é muito preciosa para ele se servir dela. É a linguagem ou a Coisa? Seria este o preço de um mundo sem castração por falta de um Outro?

O real nos interpela então, em primeiro plano, tanto na psicose quanto no autismo, mas de maneira diferente. De fato, para o psicótico paranoico, o real não pode ser o objeto significante de uma demanda dirigida ao Outro, isto é, a palavra não é suficientemente a morte da coisa e ele deve destruir o *kakon* no outro.

Para o psicótico, se o Outro não foi afetado por uma falta significante, ele fica afetado de um furo que orienta então o vetor da demanda sempre no mesmo sentido, isto é, do Outro em direção ao sujeito – daí a preponderância da dialética anal e da demanda do Outro, induzindo a dívida do psicótico em relação a esse Outro, de quem ele deve tamponar o furo para salvaguardá-lo.

Isto concerne à psicose, cuja falha primeira é a da significantização da relação ao Outro e ao objeto, que, por mais reais que eles sejam, não deixam de entrar em jogo nessa estrutura. Podemos mesmo dizer que, enquanto reais, eles falham em fazer discurso, o que vale também para o campo das esquizofrenias, sejam elas catatônicas ou paranoides.

No autismo – esta é a diferença fundamental – não há Outro; portanto, não há objeto, uma vez que o sujeito não saberia fazer do Outro seu portador, que nenhum Outro seria a fonte de sua demanda e, mais ainda, de sua pulsão, S → D. Certamente, um semblante dessas instâncias está presente, mas somente para um observador exterior. Na falta de notá-lo, ou de sublinhá-lo, o autismo e a psicose podem ser confundidos.

Se continuarmos a desenvolver as consequências dessa ausência do Outro e do objeto, veremos que, no autista, nenhuma troca vem mediatizar, mesmo no nível do real, sua relação a um Outro que não existe. O que é então que, na brutalidade de um tal real toma lugar – a não ser, como vimos, a destruição alternante entre aquela que é dirigida ao exterior e a que retorna como autodestruição – isto é, a única pulsão, a pulsão de morte funcionando contra o sujeito que faz gozo masoquistamente, corpo masoquista?

Somos então obrigados a fazer uma diferença entre estas duas estruturas aqui evocadas quanto à inserção da "a-significância" – *a* privativo – de cada uma entre elas. Se, na psicose, há ausência de significante, o sujeito psicótico não deixa de estar confrontado a um Outro, embora real, e à mediatização do objeto, ainda que real também.

A questão da pulsão pode surgir aqui inflectida, certamente, pelo real do objeto, mas, se, por um lado, o objeto (*a*) não é sem relação com o real do corpo, por outro lado, ele não se reduz apenas ao real e guarda seu fundamento lógico. Além do mais, Lacan – como sublinhou Jacques-Alain Miller – procedeu ao longo de seu ensino à "subjetivação da relação ao gozo",[3] isto é, à significantização da pulsão em função da redução do objeto a um significante; o que não é o caso do que nos interessa aqui.

É o momento de fazer uma pequena digressão, seguindo sempre J.-A. Miller, quanto à relação de Lacan a Freud: "retorno à primeira tópica, retorno centrado sobre o recalcamento, sobre o sintoma como o retorno do recalcado". Quando Freud centra a segunda tópica sobre a defesa, o caráter e a personalidade ("a personalidade, outro nome do caráter"), então o que promovia a verdade como causa pelo retorno do recalcado dá lugar à satisfação pulsional e ao gozo como causa, e o que religaria o sujeito ao discurso dá agora lugar ao real pela promoção do caráter e da personalidade.

Retornemos à estrutura da psicose e do autismo para confrontá-las à pulsão. Na psicose, ainda que pudesse aí existir pulsão a partir do objeto real, o gozo em causa é aquele do Outro a quem tudo é devido para salvaguardá-lo. No autismo, ainda que possa haver gozo, é de destruição que se trata; na ausência de qualquer objeto, resta em jogo apenas a pulsão de morte, única pulsão fundamental que, sem a imagem narcísica, exclui o amor, mas não o gozo. Na psicose, é o Outro que goza; no autismo, é o sujeito, na língua e na cultura.

CAPITULO IV

TEMPLE GRANDIN
Encontrar realmente seu corpo

O primeiro caso é o de Temple Grandin, uma autista de quarenta anos, que publicou sua biografia *Uma menina estranha*.[1] Não é nosso propósito avaliar, na redação desse livro, a parte que diz respeito à colaboração de Margaret M. Scariano ou de suas interpretações psicossomáticas ou orgânicas das causas do autismo, como distúrbio do desenvolvimento do sistema nervoso ou lesão cerebral.

No momento em que escreve sua autobiografia, Temple Grandin se apresenta como uma das raras *experts* mundiais na concepção de equipamentos de tratamento do gado. Ela é consultada pelos quatro cantos do mundo, escreve em jornais profissionais e participa de congressos que acontecem nos Estados Unidos, onde, aliás, ela termina um doutorado em biologia animal e ganha bem sua vida. Ela permanece, no entanto, em uma grande solidão afetiva, pois é considerada estruturalmente como uma autista, por seu aspecto bizarro, seus olhos sem olhar, a falta de entonação da voz ou pela rigidez corporal.

Retomemos com Temple os pontos de estrutura que desenvolvemos com Marie-Françoise:

Temple se apresenta inicialmente assim: "'Eu era uma 'criança estranha'; eu nunca falei antes dos três anos e meio. Até então, urrar, gritar e cantarolar eram meus únicos meios de comunicação".[2] Não seria, sobretudo, necessário falar de gritos de sofrimento?

1. Violência e destruição.

Temple nota sua ausência de linguagem comunicativa e sua falta de contato afetivo com rompantes de violentos ataques de raiva. Ela não mantinha outra relação com os objetos a não ser a de atirá-los e destruí-los.

De início, quando sua mãe tenta tomá-la nos braços ela se enrijece e mesmo a esbofeteia "como um animal preso numa armadilha".[3] Temple diz que sua mãe tinha medo, pois não sabia como reagir diante de um bebê que a rejeitava. Essa violência destrutiva manter-se-á em primeiro plano em todas as relações sociais de Temple, especialmente com seus colegas de escola nos quais, ela diz, dava "bofetadas" por qualquer razão. Sua agressividade era tal que foi necessária tanto ao ambiente familiar quanto ao escolar muita tolerância, cuidados e invenções para que ela pudesse ir em frente. Na maior parte dos casos de autismo, a solução psiquiátrica e química é aplicada e leva ao confinamento definitivo. A solicitude que cercava Temple lhe permitiu encontrar soluções que podemos qualificar de geniais e inteligentes.

No entanto, tal solicitude não fornece as bases necessárias para fazer sujeito, pois em Temple fica evidente a ausência do Outro.

2. A ausência radical do Outro.

A impossibilidade do contato físico com sua mãe desde o início de sua vida se redobrou em um atraso da linguagem, isto é, do que a mãe oferece enquanto Outro, lugar do significante; a alienação significante simbólica não pôde operar. Sabe-se que a alienação, no início, passa normalmente pelo significante unário S_1, que faz gozo e que representa o sujeito. O autista primário precoce não encontra essa representação significante do S_1. A palavra do Outro não o representa, torna-se intrusiva e lhe causa horror, provocando sua violência. Essa palavra do Outro é real. Não somente o Outro não é barrado, mas o autista não tem a menor suspeita de que ele possa ser descompletado. Eis a diferença com o Outro da psicose, o Outro do qual o psicótico se encarrega para que nada lhe falte, a fim de salvaguardá-lo. Tudo lhe é devido. Para o autista é o contrário, ele não tem a tarefa de se encarregar do gozo do Outro, pois que o Outro dá provas de que ele é (e como!) provido, do fato mesmo dessa palavra real.

Um tal gozo do Outro pode provocar apenas a recusa por parte do autista; no pior dos casos, o mutismo autístico ou, no melhor deles, o que Temple descreve: "Na minha cabeça, eu sabia o que eu queria dizer, mas as palavras nunca traduziam meus pensamentos (...). Em contrapartida, eu conseguia escrever meus pensamentos (...) e tinha mesmo diário dos meus sentimentos".[4]

A escrita podia fazer abertura para Temple por causa de seu registro real. Do mesmo modo, a leitura foi para ela um grande recurso e fonte de progresso, como diz: "A leitura era a matéria na qual eu era melhor. Mamãe me ajudava todos os dias depois da escola. Graças a ela minha competência na leitura era superior ao nível requerido (...) por fazer-me ler em voz alta".[5]

3. Não há objeto pulsional.

A alienação não é a única em causa na relação ao Outro. A relação ao objeto da qual o sujeito faz do Outro o portador, equivale à alienação em importância, pois que se trata do campo pulsional $S \rightarrow D$. Sem S_1, isto é, na ausência do substituto significante, a relação ao objeto que passa pela demanda é, a bem dizer, impossível. Temple nada nos diz nem do seio nem do excremento, mas diz bastante do vocal e do escópico. Não é surpreendente que essa relação ao objeto sem substituto significante dê lugar a uma hipersensibilidade sensorial que impulsiona à destruição do objeto para dele se defender.

Frances Tustin faz disso uma consciência prematura que necessita dessa destruição para a defesa do ego. Talvez fosse melhor dizer que, sem alienação, sem a separação, isto é, sem o corte com o exterior, o não eu torna-se impossível.

Quanto ao objeto, a voz, por exemplo, Temple diz bem o que isso significa para ela: "Às vezes eu escuto e compreendo e às vezes os sons ou as palavras chegam a meu cérebro como o barulho insuportável de um trem de transportes em grande velocidade."[6]

Em outras circunstâncias, ela era capaz de se isolar como se fosse surda. Os autistas podem, aliás, levantar a questão de sua surdez e, às vezes, chegar a usar aparelho.

Quanto ao olhar, é a esse respeito que somos forçados a estabelecer sua diferença com a visão. Temple efetivamente observa: "Meu pensamento é inteiramente visual (...). Eu já desenhei enormes instalações em aço e concreto, mas para mim é difícil lembrar-me de um número de telefone ou de fazer cálculo mental."[7] "A capacidade de visualizar talvez explique por que alguns disléxicos ocupam postos no alto escalão de grandes empresas. Eles têm uma visão global que lhes permite dirigir seus negócios sem se deter em detalhes."[8]

O objeto-olhar, entretanto, na relação com o Outro, está ausente: "Seus olhos [dos autistas] parecem ver tudo menos aquele que lhes fala".[9]

O tato, o tocar, em Temple, adquire toda sua dimensão de horror apenas no "ser tocado", ou seja, o que faz dela o objeto do outro. Também não há para ela o objeto (*a*), nem no nível da voz nem no nível do olhar; tampouco ela pode ser semblante de objeto (*a*) para o outro – o objeto, ela o é no horror do real: "Se a professora me roçasse, eu tremia e recuava. Mas, de fato, eu desejava profundamente o carinho do qual eu fugia (...). A estimulação tátil para mim e para numerosos autistas é uma experiência da qual não se sai jamais ganhando (...). Eu levei vinte e cinco anos para conseguir apertar a mão e olhar alguém de frente."[10]

4. O duplo.

A ausência de sua representação por um significante unário conduz o autista a um encontro estrutural sempre essencial: aquele do duplo. Temple o ilustra inúmeras vezes.

À noite, diz ela, era necessário que ela falasse, que contasse a si mesma histórias em voz alta, senão, a história não lhe parecia verdadeira. Mais exatamente, sua voz alta a fazia existir... A história que ela contava a si mesma dizia respeito a um personagem de uma série de televisão, do qual ela fazia seu duplo, capaz de controlar as coisas mais simples da vida cotidiana: a despensa, os interruptores, a porta do refrigerador... "Isso me fazia rir de verdade".[11]

Outro duplo era aquele que ela chamava de "bobo da corte" de sua sala de aula, a ovelha negra dos professores, sempre inventando brincadeiras agressivas, o que fazia Temple morrer de rir.

No entanto, como já vimos, o duplo privilegiado de Temple é o animal: "Um dia a escola organizou uma exposição de animais domésticos e cada um de nós deveria trazer um. Eu trouxe a mim mesma (...) Eu me disfarcei de cachorro (...) eu lati e fiz bonito, dormi (...). Eu tirei o primeiro prêmio."[12]

Em seguida ela afirma: "Eu decidi me especializar em ciências animais, mais do que em psicologia."[13]

No rancho de sua tia, ela tem um encontro com o "brete de gado"[14] que imobiliza os animais para que se lhes prestem cuidados, vacinas ou a castração. Ela é capturada pelo olhar de aflição do animal que se acalma tão logo é mantido e pressionado na máquina. Esse encontro foi-lhe a tal ponto importante que ela decide experimentá-lo em si mesma: "Para mim o brete cumpria duas funções: inicialmente me fornecia uma estimulação (...) e limites, o que me permitia relaxar; em segundo lugar, me fornecia um ambiente quente, doce e confortável."[15] Temple sonha com uma máquina mágica. Ela vai inventar uma história extraordinária que a conduzirá até suas atividades profissionais já na fase adulta em torno desse "brete de gado", que se tornará sua "máquina de pressionar", da qual construirá vários exemplares sucessivos.

Em sua relação ao animal, poder-se-ia falar de identificação? Ora, é justamente porque os animais mostram que sofrem e não falam que ela faz deles não um objeto de identificação, mas seu duplo.

Toda sua vida passa a ser centrada sobre esse duplo – aliás, não somente sua vida, mas sua morte: "De maneira paradoxal eu aprendi a compaixão do abate (...). Eu me identificava ao animal que seria morto (...). Em alguns segundos, o animal seria apenas carne, e a essência de sua individualidade retornaria a Deus. Para que um ser vivo continue vivo, outro deve morrer (...). Para aceder à consciência e à compreensão sobre o plano não somente intelectual, mas também afetivo, foi necessário realmente, para mim, matar o animal. Recusar minha participação no abate seria negar a realidade."[16]

5. O espelho no real.

Essa função do duplo manifestar-se-á totalmente por ocasião do encontro com o espelho. Embora ela afirme só poder pensar através de imagens, na realidade não existe imagem para Temple. O espelho é substituído pela porta de correr de vidro de um supermercado, da qual afirma claramente ser um lugar das relações entre as pessoas e que deve ser aberta suavemente para não se despedaçar, um medo que a aterroriza por muito tempo. Vê-se aí a ausência radical de sua imagem especular $i'(a)$, substituída por $i(a)$ no real da imagem do semelhante em que ela própria corre o risco de se despedaçar.

A similaridade da situação com Marie-Françoise atrás do vidro da janela torna-se evidente: quando não há o grande Outro, este é substituído pelo real do pequeno outro.

6. Tudo é real.

Não é necessário insistir quanto ao registro do real de todos os encontros de Temple na ausência do simbólico. O episódio mais típico acontece quando Temple escuta o pastor citar São João em seu sermão: "Eu sou a porta: todo homem que passar por mim será salvo". Tão logo escutou essa metáfora, ela partiu em busca de uma porta pela qual pudesse passar e ser salva. Experimenta várias, até que encontra uma porta abrindo sobre o teto. Ela então é invadida por um sentimento de alegria por ter encontrado essa porta que abre, diz ela, "para uma nova vida (...). Para além da porta havia eu, a vida, Deus e a liberdade de escolher".[17] É o que ela chama um "pensamento visual".

Pode-se duvidar, contudo, que seja ela que tenha formulado de maneira tão concisa seu pensamento quando opõe o mundo visual – não o olhar, mas a visão – e o mundo sequencial, cuja ausência gera a dislexia pela dificuldade de memorizar as séries e pela confusão de letras nas palavras com consonâncias próximas, como *over* e *other*.[18]

Ela, porém, seguiu seus estudos e dedicou-se às matemáticas. Ela escreveu que as trabalhou para se tornar capaz de construir e aperfeiçoar sua "máquina de pressão".

7. Resta a questão do (a) e do (-φ) para concluir sobre essa estrutura.

Aparece de maneira evidente a ausência de divisão do sujeito que não entra no significante sequencial da linguagem nem se representa por um S_1 gerando a ausência correlativa de um resto, o *(a)*. É isso que o sujeito preenche pela via de seu duplo, ou seja, do mesmo, sem separação, pois falta de início a alienação. Concebe-se mal, então, que qualquer sexuação pudesse ter lugar em tal estrutura.

Pode-se falar então de foraclusão do Nome do Pai? Certamente que sim, pois ausência de sexuação implica ausência de (-φ). Veremos, contudo, que o duplo pode fazer função de suplência muito mais eficaz do que aquela que o psicótico pode vir a encontrar, pois uma dependência o sujeita a seu Outro e ao objeto que ele lhe deve no real. O duplo também está no real, mas pode fazer separação do Outro.

CAPÍTULO V

DONNA WILLIAMS
O gozo iminente do outro

Com a luta ferrenha que Donna empreendeu para se livrar do seu componente destruição-autodestruição, se é que ela conseguiu, assistimos ao drama do autista com tal componente, o que não poderia se revelar mais patético. Sua coragem lhe permitiu fazer uma carreira universitária, isto é, ser independente. Seu testemunho responde à questão de como o autista pode dar prova de qualidades excepcionais e específicas com a condição, e é isso que Donna desenvolve, de não se encerrar na nosologia da doença mental e, sobretudo, de não ser psiquiatrizada e internada.

Com efeito, ela não é louca, mesmo quando encontra as falhas estruturais com as quais mantém um embate permanente, com frequência selvagem e a um alto preço, para tentar estabelecer passarelas e suplências entre seu mundo e o dos outros.

É exatamente dos outros que se trata em sua relação com um duplo constante que a consagra à sua própria perda, à fusão mais completa, tanto quanto ao ódio mais extremo e, portanto, à destruição e forçosamente à autodestruição, uma vez que a do outro é a sua.

Donna Williams, por muito tempo e de maneira preponderante, se entregou a seu duplo desde o início de sua vida, que ela relaciona muito bem com sua ausência de linguagem, reduzida, até os quatro anos, à ecolalia, sem atribuir nenhum sentido às palavras. Ela era repreendia por isso: "Não repita tudo que eu lhe digo". "A bofetada vinha de meu inimigo jurado: minha mãe",[1] o que não parece exagerado devido ao comportamento desta em relação à Donna.

Ela fomenta desde a idade de dois anos um duplo, Willie: "Willie tornou-se minha encarnação (...) exterior (...) uma criatura com o olhar vermelho de raiva (...), arvorando uma postura de rigidez cadavérica."[2] Pode-se falar de duplo masculino a propósito de personagens reais, portanto, indiferentes quanto ao sexo? Talvez isso tenha a ver com o irmão de Donna, o qual tinha o lugar de filho único, indispensável à mãe.

Outro duplo aparece sob a forma de Carol, menina mais velha, que ela encontra uma vez em um parque. Se, em seguida, não a revê na realidade, ela o deseja a ponto de querer ser a própria Carol, e então a convoca no espelho de seu quarto: "Ela entrava pelo espelho. Carol parecia-se comigo em todos os traços (...). Eu comecei a lhe falar e ela me imitava (...). E começou a fazer tudo que eu fazia."[3] Aqui o duplo torna-se imagem especular no real e, para encontrá-la, Donna tem, por hábito, durante quatro anos, caminhar diretamente para o espelho, perguntando-se a cada vez por que não consegue atravessá-lo: "Eu acabei por crer que era a resistência que eu encontrava pouco antes de me chocar contra o espelho que me impedia de entrar no mundo de Carol. Retrospectivamente, eu constato a que ponto isto era justo. Tratava-se, evidentemente, de uma resistência interior incontrolável que me impedia de ascender ao mundo em geral."[4] Isso a deixa com raiva e faz com que ela se bata, estapeie o rosto e arranque os cabelos. Apesar dessa terrível frustração, não pode renunciar ao espelho, pois então a imagem de Carol desapareceria e ela se sentiria abandonada. Se retorna ao espelho, Carol retorna também e Donna experimenta olhar atrás do espelho. Essa cena é a mais típica da estrutura autística, na qual o imaginário se confunde com o real.

Mais tarde, Donna diz que passava horas diante do espelho pousando seu olhar em seus próprios olhos: "Aí cochichava incansavel-mente meu nome. Tentava muitas vezes lembrar quem eu era, mas me acontecia também, para meu grande terror, de perder a capacidade de me sentir eu mesma. O olhar que o espelho me reenviava dificilmente me dava uma resposta, visto que ele me repetia: 'Como vai? Quem sou eu?' Aí ainda, a instância imaginária do eu não pode surgir de um tal real. Sem o duplo, Donna não tem mais corpo, pois o real desse duplo lhe é necessário para que ela tenha um: "Eu comecei a me bater e a me machucar para sentir alguma coisa".[5]

Seu irmão menor, Tom, também lhe servia de duplo: "Quando ele chorava e gritava, era seu rosto meu próprio espelho que havia gritado, logo eu também. Nenhum som deveria mais sair. Eu pegava meu irmãozinho e o colocava no armário (...) Meus olhos permaneciam secos. Era ele que se encarregava de sentir minhas emoções e de exprimi-las em meu lugar. Nesses momentos meu irmão me causava medo, dando-me o sentimento de minha própria realidade".[6] Realidade a ser entendida como o real do outro.

Outra tentativa de Donna é a de desdobrar esse duplo e fazer dele um par exterior, aquele de seus próprios duplos, Carol e Willie, que ela qualifica de "dois adversários, encadeados na mesma alma, tal como dois irmãos siameses impossíveis de separar através do real de uma 'operação cirúrgica'(...)"[7]

Nas sessões de psicoterapia, Donna chegou a confidenciar sobre uma voz que ela escutava o tempo todo em sua cabeça. Seria a de Willie? Ou, como a hipótese feita por sua psiquiatra, a de sua mãe? Podemos dizer, dada a estrutura autística de Donna, que não poderia ser a voz de sua mãe, grande Outro primordial materno que falta radicalmente neste caso, como o veremos. O tratamento medicamentoso que Mary, a psiquiatra, lhe prescreveu fez com que Donna concluísse que havia sido diagnosticada uma esquizofrenia. "A pior ofensa que ela pôde me fazer (...), Mary corroborou minha obsessão de ser louca..."

O fenômeno do duplo aparece ainda a propósito do contato físico, que "era sempre para mim algo de massacrante, como cair em um abismo cuja força de atração fosse muito forte. Corria-se o risco de aí perder toda a sua diferença com o outro. Tanto ser engolida ou comida. Eu tinha medo do menor toque como poderia ter medo da morte".[8]

A conclusão é evidente quanto à exclusão da sexualidade. Por ocasião de um encontro com um rapaz na universidade, é a relação com o duplo que predomina para Donna, da qual ela diz que foi "a mais igualitária como eu jamais tive (...). Nós trocamos apenas sensações (...). Nossa sensibilidade exacerbada tornava aquela relação mais sensual que sexual".[9] Falta-lhe evidentemente todo o acesso à dimensão fálica.

Disso resulta uma barreira na relação ao objeto, ou, sobretudo, aos objetos comuns; ela o diz: "Eu vivia mais em meus objetos que em meu corpo", com a condição de deixá-los escondidos para não entregar a "chave de minha linguagem",[10] isto é, o significante enquanto objeto real.

Para priorizar esse real, ela se serve, como é a regra no autismo, de um bestiário onde ela é sucessivamente idêntica a um gatinho e a um "cachorro viajante". O real toma toda a sua dimensão quando, certa vez, ela se sente obrigada a ter em sua mesa de cabeceira uma caixa de alimentos para gatos, para um gato que ela não tem e que dá provas de estar bem além de uma representação imaginária: "Eu não tinha um gato de verdade, mas eu precisava cuidar de um símbolo."[11] Símbolo engraçado, em que o simbólico está ausente e o real está em continuidade com o imaginário, no qual ele se manifesta!

É o mesmo estatuto que tem sua boneca "cachorro viajante", que lhe serve de "passarela entre mim e os outros seres vivos para além do muro de meu próprio corpo".[12]

Um dia, em que vê outro autista chorando à sua frente, ela pensa que não teria jamais "acreditado que ele tivesse uma linguagem", mas que ela ainda não sabia "lhe falar". Essa linguagem não poderia ser a linguagem comum, se as pessoas são classificadas em duas categorias: "nós e eles", isto é, ela e seus duplos de um lado, e do outro, todos os outros.

O que a absorve completamente é seu pavor das emoções, aquelas das quais se espera mais na vida, o amor e a afeição: "Se minha mãe tivesse sido boa e amorosa, se me houvesse coberto de atenções e tentado me alcançar, estou certa de que não poderia jamais encontrar no mundo estes espaços neutros, liberados de toda pressão afetiva, que me permitiram criar personagens sem sentimentos nem emoções, graças aos quais adquiri a liberdade de estudar e de aprender, por mim mesma, inúmeras coisas".[13] Donna exprime aqui o "não há Outro" da estrutura autística, o "não há Outro" que não existe, e ela dá a razão de sua impossibilidade: um gozo que faz horror.

Este paradoxo culmina nessa exclamação: "Graças a Deus, minha mãe foi uma mãe má!",[14] prolongamento de seu horror do contato físico, de seu medo de ser engolida e seu medo da morte. Ela dá a pedra angular da estrutura autística, em que o sujeito apenas pode funcionar com suas capacidades intelectuais próprias, desde que esteja separado de sua afetividade.

Sobre a hipersensibilidade, ela escreve: "O termostato afetivo é muito sensível (...), ou o seu limiar de sensibilidade era muito baixo e o interruptor dispara muito rapidamente. Em uma pessoa normal, o interruptor só entra em ação em situações que provocam um choque muito grande e por uma curta duração."[15] Essa hipersensibilidade faz a diferença essencial com a esquizofrenia, na qual o termostato afetivo, ao contrário, não é sensível o suficiente e não protege o indivíduo de um desabamento mental.

Enfim, Donna pontua que "a vontade inconsciente de escapar da prisão afetiva explica porque os autistas passam às vezes por gênios".[16]

CAPÍTULO VI

BIRGER SELLIN
O forçamento em vão da entrada na linguagem

Trata-se de caso incontestável e bem particular de um autista que não fala, porém é capaz de dominar a língua escrita, não o escrito, mas a leitura. Ele pôde assim ler numerosos livros desde a idade de cinco anos; guardou-os com uma memória fotográfica e apenas ele sabe o que realmente guardou em sua cabeça: termos biológicos, datas, capitais de todos os continentes, poemas. Ele possui essa espantosa capacidade, encontrada em vários autistas, de ser "capaz de detectar a ausência de uma única bolinha de gude em uma fração de segundo!"[1] Do mesmo modo, "ele precisa apenas de alguns minutos para encontrar um livro".[2]

Diante dele, que não fala, fala-se de coisas que machucam, e no lar para autistas, ele é incomodado por "coisas muito inferiores a suas capacidades". Durante anos, seu "único meio de se liberar das tensões" que ele acumula era "por meio de gritos", que podiam durar bastante e ser em público, ou através de "gestos violentos".[3]

Nesse tipo de sujeito foi que se experimentou a chamada "comunicação assistida", inventada por Rosé-Marie Crossley, em Melbourne, em 1986. Birger foi posto diante do teclado de um computador e, com a ajuda de um apoio físico para guiar sua mão e isolar seu dedo indicador, e por meio de esforços consideráveis, ele pôde progressivamente escrever algumas linhas, depois páginas inteiras – pois, coisa extraordinária, ele dominava a ortografia e a sintaxe da língua alemã. No entanto, às vezes, ao escrever, ele é tomado por crises: se bate e se morde, mesmo continuando a escrever. É assim que produz um livro que vai nos dar o testemunho do que é o mundo do autista, na ausência da linguagem articulada e que, para ele, é apenas a fonte de uma imensa e permanente angústia.

Ele se define como um "ser extraordinário",[4] mas também como um enterrado vivo em estado de detenção, "na minha prisão perpétua de alta segurança",[5] isolado, um ser em si, vindo do reino dos personagens obscuros, "quantas vezes eu quis retornar ao mutismo e à calma de nosso mundo autista digno e não mentiroso".[6] "Um ser só e mudo depende do encorajamento um olhar cheio de ternura pode ter sem a menor palavra efeitos gigantescos um dia no metrô percebi que uma mulher me olhava com afeição eu frequentemente penso nisto cheio de esperança e jamais esquecerei vários olhares tão duros de suportar que engendram um sofrimento sem igual."[7] "Como sendo alguém assim pode-se saber o que é uma verdadeira causa como pode-se saber como funcionam as coisas se está excluído da sociedade",[8] ou se esta o declara louco para sempre? "sem linguagem, efetivamente, sou um pobre louco que só consegue escrever com a ajuda de outra pessoa, o que é muito humilhante e que me dá vergonha"[9] "a angústia me toma e inicialmente experimento uma sensação bizarra do lado do estômago".[10] É preciso então que ele grite, pois "um pobre chamado Birger não tem outros meios para arrancar a angústia de sua alma".[11]

A reflexão que se impõe, em seguida de tal quadro, concerne vários níveis:

1. A linguagem articulada de Birger é essencialmente ligada à angústia, da qual conhecemos a definição dada por Lacan: "quando a falta vem a faltar", isto é, que um tal significante nada tem a ver com o significante primordial S_1, que representa o sujeito ao mesmo tempo em que lhe anula o real, o que formata a falta e inscreve o sujeito na lógica do significante a partir do S_2 para o qual o significante representa o sujeito, isto é, todos os S_1, "enxame de S_1". Se, porém, o S_1 cessa de ser a porta de entrada da lógica significante, e tem efeito de real para o sujeito,

disso resulta, por um lado, uma "petrificação significante", segundo o termo de Lacan, que ele equivale ao "retorno ao inanimado" da pulsão de morte de Freud. Por outro lado, ele cessa de ser um significante que representa o sujeito para não ser senão o Um sozinho. A falta de divisão do sujeito autista não vem a partir de uma holófrase S_1-S_2, mas de uma ausência de S_2 que faz do S_1 o Um sozinho no real. Pode-se dizer, então, que não há S_1 que represente o sujeito autista.

2. Pode-se então colocar a questão do que vem a significar o termo "comunicação assistida", a não ser a promoção do significante do Outro, mas qual? Se, como acabamos de ver, a ausência de S_1 para o autista lhe barra o acesso ao S_2 do Outro, ele apenas porta o S_1 sozinho, o que o petrifica em um gozo intolerável. No Outro também, a lógica do significante não pode advir e, no limite, o autista não pode falar nesse real, sem matar o Outro. Aliás, Birger, mesmo escrevendo, se agita enormemente e termina por não mais se controlar.

Ele não deixa de nos dar a imagem de um mundo terrível no qual o real e o significante são idênticos e geram um mundo exclusivo de angústia. Ele escreve várias vezes, ao longo desses exercícios no computador: "Eu não quero mais ser um 'em mim'".[12] Como um ser totalmente em si pode se transformar em um ser como os demais?

Contudo, nele isso não cessa de falar: "um ser solitário substitui importantes experiências da pobre humanidade por um permanente falar na maior parte do tempo em seu interior solitário."[13]

Lembremos o comentário de Lacan em sua "Conferência em Genebra sobre o Sintoma" (1975): "Os autistas se escutam a si mesmos (...). Nem todos os autistas escutam vozes, mas eles articulam muitas coisas, e isto que articulam trata justamente de ver de onde eles as escutaram."[14] Lacan coloca bem aqui a questão tanto da inexistência do Outro quanto da alienação, ao mesmo tempo que, em seguida, afirma que os "autistas são personagens finalmente sobretudo verbosos",[15] como nos diz Birger, isto é, que usam um fluxo de palavras vazias de sentido.

Birger se queixa também de que "no interior simplesmente há, para minha infelicidade, uma embrulhada de palavras, frases, ideias assim separadas e dilaceradas, as coisas mais simples são arrancadas do contexto do mundo exterior, importante, real, único."[16]

À questão colocada por sua mãe: "Qual matéria você gostaria de estudar?", ele responde por meio do computador: "Uma matéria para saber como funciona corretamente a linguagem."[17] Porém, ele escreve que "falar é precioso demais" e que ele não era "digno" disso, "o fato é que não posso nunca falar porque simplesmente diria coisas insensatas que irritariam os outros".[18]

Ele escreve depois a razão mais provável de sua recusa em falar e o que o leva a escrever: "Se eu não escrevesse minhas idéias solitárias morreriam mesmo minhas histórias muito íntimas morreria simplesmente eu mas eu posso anotar tudo a fim de que nada morra mas continue a viver."[19]

A morte é a mortificação devida ao significante, real para Birger, que se opõe à vida, a eternização do real pelo escrito; a inversão do significante que eterniza mortificando e veiculando o símbolo. No entanto, Birger também afirma: "sem linguagem eu nada sou."[20] O que não o impede de acrescentar, um pouco mais à frente, que ele não pode aceitar nenhum elogio – do significante –, pois ele pensa que isso pode não ser verdade... e recebe daí apenas a angústia.[21]

Pode-se compreender assim a lógica implacável que lhe faz dizer que do autismo não se cura, ou ainda: "Eu sou autista demais, nada pode me salvar."[22] Enfim, que lucidez ele demonstra quando afirma: "eu me engano quando cem por cento do pobre Birger pensa que pode se liberar do autismo"?[23]

Uma conclusão se impõe: o que domina toda a perspectiva lógica de Birger é o funcionamento isolado do significante, que não vem do Outro, que ele não tem e que, portanto, falha em se encarnar. É por isso que o autista não pode articular, encarnar o significante, e é certo que, mesmo nos autistas que falam, a ausência de encarnação que eles necessariamente conheceram deve ter deixado sua marca. Efetivamente, essa ausência do Outro não permite que o autista tenha um objeto do qual ele faria o Outro portador, e que, separável, poderia gerar a divisão desse Outro, ou seja, sua alteridade.

CAPÍTULO VII

O AUTISMO ADULTO
A estrutura

Duas referências opostas nos introduzem ao autismo adulto: a obra de Temple Grandin *Penser en Images*[1] (*Thinking in Pictures: Other Reports from My Life with Autism* [1996]), em que ela afirma ser o que podemos chamar de um "autista de alto nível" (síndrome de Asperger); e o caso de Cati, criança autista na idade adulta, escrito por sua mãe Denise Herbaudière,[2] que, em grande parte, persistiu em um quadro de autismo infantil, não sem um certo número de importantes aquisições, particularmente na linguagem.

Oliver Sacks, no prefácio de *Penser en Images*, escreve: "Fala-se quase sempre de crianças autistas, nunca de adultos autistas, como se essas crianças não crescessem ou desaparecessem misteriosamente de nosso planeta, de nossa sociedade. Ou, ainda, imagina-se um autista 'prodígio', um ser estranho com maneirismos e estereótipos bizarros, distanciados da vida comum, porém dotado de talentos misteriosos, destacado por sua capacidade de cálculo, de memorização, de desenho, etc., como o personagem do filme *Rain Man*."[3]

Na síndrome de Asperger, chamada, ainda, "autismo de alto nível", os sujeitos apresentam um desenvolvimento da linguagem bem mais próximo do normal e com capacidades cognitivas bem superiores às das crianças que sofrem de autismo precoce. Frequentemente obtêm bons resultados escolares. Em contrapartida, os autistas mais graves não sabem falar. No melhor dos casos aprendem apenas algumas palavras ou mesmo permanecem mudos. A questão que se coloca é de saber por quê.

Já vimos o caso de Birger Sellin, que, apesar de sua capacidade intelectual inquestionável e mesmo fora do comum, permanece sempre siderado pelo horror que a linguagem articulada lhe causa, por ser para ele uma intrusão do real. Tal *handicap* pode levar a pensar em um comprometimento sensorial, mas o próprio Birger suspende completamente essa hipótese.

Não é fácil dar conta da razão pela qual Temple Grandin, ainda que autista desde o início de sua vida, adquiriu a linguagem e sua compreensão a ponto de chegar praticamente ao mais alto nível universitário. Sua tentativa de explicação coloca em questão o funcionamento de seu "pensar em imagens". Isso é evidente, quando se sabe que não há quem tenha encontrado um autista sem se tocar por sua ausência de contato visual, os olhos desprovidos de olhar, evocando de preferência um muro em vez de qualquer coisa viva. É verdade, no entanto, que um olhar assim só aparece por ocasião de um encontro com o outro que está no lugar do duplo com exclusão da identificação. O "pensar em imagens" concerne, como o diz Temple Grandin, aos objetos inanimados, tais como sua "máquina de pressionar", isto é, um real.

Denise Herbaudière, no caso de Cati, cita a este respeito a hipótese de Antoine de La Garanderie, que fala de "dois grandes tipos de funcionamento intelectual: um passa por representações mentais visuais, o outro por representações auditivas (...). Pode ocorrer, entretanto, desventurados que, sem serem inteligentes, se encontrem desprovidos de um ou de outro destes modos de representação mental, a ponto de permanecerem fechados a todo ensino apresentado sob a forma auditiva para um visual, ou sob a forma visual para um auditivo".[4] Ao visual exclusivo, faltariam palavras para dizer o que ele literalmente "fotografou", uma vez que é capaz de reproduzir em desenho, no menor detalhe, o que ele viu por apenas alguns minutos, ainda que seja um monumento muito complexo. Se esse é um fato surpreendente, ele em nada nos esclarece, exceto se pudéssemos supor que surge um bloqueio, inclusive o do olhar, quando o autista se encontra diante do outro que fala, uma vez que ele é capaz de registrar de maneira extraordinária a imagem de um objeto inanimado... que não fala. Foi o que deu origem à fórmula "idiotas-eruditos".

É bem por essa via que Temple Grandin passou.

Lembremo-nos a "porta para o céu", da qual fala o pastor em seu sermão: ela escuta isso, o que imediatamente a lança em busca de uma porta real que acaba encontrando na portinhola do teto, sobre o real de seu "céu". Talvez tenha sido esse êxito inicial que lhe abriu o mundo – um mundo, sobretudo animal, no qual, qualquer que seja sua lógica, esta vai combinar os instrumentos de sua ação, sua "máquina de pressionar", que lhe servirão para agir, não apenas sobre animais exteriores a ela, mas, por identidade, sobre si mesma, para reunir seu corpo disperso.

Essa reunião do corpo despedaçado nada tem a ver com a jubilação no encontro da unidade do corpo na imagem especular. O imaginário em jogo na imagem virtual do corpo, no encontro com o espelho, é substituído aqui pela identidade com o real do corpo do animal que é para ela um todo, um absoluto. Tal identidade não passa pelo encontro com um grande Outro e sua imagem que escava tanto o lugar do que lhe falta, quanto o do sujeito, que aparece apenas no espelho. No autista, portanto, não há essa parte não especularizável, que só tem existência lógica no encontro com o espelho e que Lacan designou com uma letra, o (a). Esse objeto lógico-inconsciente, ausente no autista, é aquele inatingível, da pulsão que afeta o Outro e promove a alteridade. Esta é uma parte da existência lógica desconhecida do autista, encerrado no real – é o que pode ser dito de Temple Grandin –, no real no qual nada falta, de acordo com o que Temple chama de seu "pensamento visual".

Temple insiste muito sobre sua relação com o mundo animal – do qual veremos a importância, por exemplo, para um Lautréamont. Ela escreve assim: "Quando me imagino no lugar de uma vaca, eu tenho realmente a necessidade de ser uma vaca, e não uma pessoa fantasiada de vaca" – isto é, "uma identidade e não um semblante" – "eu me sirvo de meu pensamento visual para tentar saber o que um animal escuta ou vê em tal ou tal situação. Coloco-me no interior de seu corpo e imagino o que ele experimenta. Trata-se de um verdadeiro sistema de realidade virtual (...). Eu devo imaginar como o mundo é percebido através do aparelho sensorial dos animais".[5]

Na relação de Temple com o animal, trata-se de uma identidade, com exclusão de toda metáfora, ou de todo pensamento criativo. É o que ela confirma ao anotar: "Esses autistas são incapazes de assimilar qualquer distanciamento em relação às imagens armazenadas em suas memórias".[6]

Pode-se lembrar aqui a característica reduzida da perda que comporta o objeto escópico.

Quando um biólogo famoso lhe afirma que os animais não pensam, ela escreve: "Meu interlocutor era incapaz de conceber que pudesse existir um pensamento visual ou de considerar esta forma de pensar como um pensamento de verdade".[7] A observação que faz em seguida toca à estrutura mental, da qual ela diz que a sua própria é frequentemente incompreensível àqueles cujo pensamento repousa sobre a linguagem: "Meus esquemas de pensamento visual são, de fato, mais próximos daqueles dos animais do que dos pensadores verbais".[8] Observação impressionante da parte de Temple, que destaca a falha essencial da estrutura autística. Ela acrescenta que a "capacidade intensa de conservar uma imagem fixa contribui para o comportamento rígido e inflexível dos autistas".[9]

Temple termina seu livro com um capítulo intitulado "A pequena cozinha de Einstein, autista genial": "Muitas vezes conversei com famílias que têm crianças autistas e descobri que possuíam frequentemente superdotados (...). Não fiquei surpresa em saber que dois ganhadores do prêmio Nobel haviam sido crianças autistas".[10]

Para acompanhar o modo de pensamento das neurociências, muito aceitas nos EUA, ela recai sobre a origem genética do autismo, tanto quanto em outras estruturas, como a psicose maníaco-depressiva ou a esquizofrenia. Tudo dependeria do agrupamento de genes responsáveis pela importância do distúrbio: se for leve, ele pode gerar um gênio; se for grave, o funcionamento é bloqueado.

Temple faz o recenseamento dos trabalhos desenvolvidos sobre a anormalidade do gene e lembra a conclusão de Simonton: "Para ser criativo parece necessário um pouco de loucura",[11] em particular para o dom matemático. Ela nota que um dos denominadores comuns de vários gênios é sua qualidade infantil, que ela não hesita em imputar à imaturidade do cérebro, acrescentando: "Em vários pontos, permaneci uma criança; ainda hoje não me sinto um adulto nas relações interpessoais".[12] Vimos como os outros constituem um problema para o autista, até mesmo da ordem do horror, quando tomam para ele o lugar do duplo no real, no espaço e na função de sua imagem especular, isto é, de um outro na iminência de seu gozo.

Em poucas páginas, Einstein, em seguida, é apresentado sob uma forma mais severa de um autismo que podia transcodificar em fórmulas matemáticas as imagens visuais. Ele obteve notas medíocres na escola até ser enviado a um estabelecimento onde pôde tirar proveito de suas capacidades visuais.

Estão também classificados, na síndrome de Asperger, Wittgenstein, Vincent Van Gogh e Bill Gates. Temple sublinha ainda que os "autistas eruditos" são extraordinários por suas aptidões mnésicas, gráficas, de cálculo ou musicais, mas não apresentam nenhuma competência social.

Temple é disso um exemplo inquestionável, inclusive em sua ausência de vida sexual: "Permaneci celibatária para não me colocar em situações que eu não sei gerir. Para a maior parte dos autistas o contato físico é um problema tão grave quanto a incapacidade de compreender os comportamentos sociais de base".[13] A ausência de dialética fálica (Φ_0) e de identificação ao semelhante é suficiente para dar conta deste traço essencial da estrutura autística. Lá ainda, a ausência de imagem especular virtual torna o gozo do outro iminente.

Quanto à religião, Temple diz: "Para mim, é impossível tornar minha uma crença fundada sobre a fé, porque meu espírito é regido pela lógica e não pela emoção".[14] E quais emoções? Aquelas ligadas "à ideia de que tudo está terminado para os animais que entram para o abate [ela tem a experiência disso], (...) horrível demais para ser concebida".[15] A morte no real, como o resto, sem o socorro da mortificação do significante.

A leitura do livro de Denise Herbaudière provoca tanto a admiração quanto a compaixão diante da coragem incessante que essa mãe manifesta, para trazer para sua filha uma afeição e uma educação legítimas. Sacrifica tanto sua vida conjugal quanto familiar. É um verdadeiro drama vê-la chocar-se com um impossível irredutível.

Cati é autista desde a primeira infância. Ela tem trinta anos e só deixou sua mãe em raras ocasiões de curta duração, que visavam a socializá-la para a vida em grupo – os escoteiros, por exemplo –, mas essas experiências se revelaram sem efeito ou, mesmo, insuportáveis, tanto para Cati quanto para o grupo, a despeito do ideal e do otimismo declarados: "A vida coletiva dava-lhe ocasião de tamponar pouco a pouco suas lacunas sociais e de aprender a dominar os comportamentos incompatíveis com o bem-estar dos outros; mas, para aperfeiçoar sua maturação e paralelamente as necessidades da vida em grupo, ela precisa – como todos e cada um – continuar sua formação."[16]

O impossível maior do autismo, a ausência completa do Outro, faz com que o autista não encontre o significante S_1 que o representa, ou, em todo caso, que o significante que ele poderia encontrar não está, ele é da ordem do real.

É o que diz Cati ao longo de toda a sua história, quando, parecendo procurar suas roupas, querendo vesti-las, ela as dilacera em trapos que, então, mostra e recostura sem parar. Isso não seria mostrar o corpo despedaçado, envelope do corpo em trapos que ela mostra a sua mãe, ao mesmo tempo que lhe mostra no real, no lugar de uma demanda que ela não tem, sua vontade de ter o Um de corpo, que ela, assim como busca um furo que não há, nem nela nem no Outro, onde ela poderia ter seu lugar de sujeito? Como então a menor exigência educativa poderia conter uma chance de ir para além da imitação do outro – que é apenas um duplo, como se sabe – e de franquear a impossível barreira estrutural de um real no lugar do significante?

Do mesmo modo, quando ela fala, não é tanto de uma linguagem que se trata, mas de uma palavra em ecolalia: "A linguagem que ela fala não é o reflexo do que ela compreende. Infinitamente mais pobre, com a sintaxe ausente ou manca, com entonação aguda ou esgarçada e muito alta, em uma elocução sempre muito rápida com uma articulação defeituosa, ela apenas transmite parcelas de suas ideias."[17]

Encontramos aqui, com Denise Herbaudière, o visual e o auditivo: "A evocação visual tem a necessidade de uma ordem espacial que dão as coisas vistas, enquanto a auditiva tem a necessidade de uma ordem do tempo, como nos precisa A. de La Garanderie: "(...) Visual, Cati funciona num modo global, enquanto o auditivo deve forçosamente operar segundo um modo sequencial."[18] No autista, portanto, domina o sensorial: "Parece que bombardeado por sensações múltiplas e diversas o autista não consegue selecioná-las, se protege, se isola ou se fecha em rituais obsessivos invasivos".[19]

Terminaremos sobre a retroação que o autista provoca quanto ao lugar e ao estatuto da mãe, quando esta se consagra inteiramente à educação de Cati e à sua pedagogia, na esperança permanente e frustrada da saída de uma tal estrutura à qual falta a base essencial do nó borromeano, uma vez que tudo aí é real.

A ação constantemente sustentada pela mãe lhe confere, à sua revelia, e aos olhos da família e em particular do pai, um poder que se torna, para grande prejuízo da interessada, um fator de coesão. O que é isso para Cati, confrontada a um tal Outro materno? Sem obter satisfação, devido à falta do objeto, há essencialmente uma tentativa para fazer sujeito, em vão. Ela faz eco à exclamação de Donna Williams: "Graças a Deus, minha mãe foi uma mãe má!" Diante disso, o que seria da mãe "suficientemente boa"?

CAPÍTULO VIII

EDGAR ALLAN POE
Autismo e poesia – "A Carta Roubada" – autodestruição

Tal que a Si-mesmo enfim a Eternidade o guia,
O poeta suscita com o gládio erguido
Seu século espantado por não ter sabido
Que nessa estranha voz a morte se insurgia!

Stéphane MALLARMÉ,
A tumba de Edgar Poe[1]

Sem sorte! Ele tinha deste modo em cima de seus
olhos a etiqueta de sua vida, como um livro seu título,
e o interrogatório prova que este bizarro letreiro
era cruelmente verídico.

Charles BAUDELAIRE,
"Edgar Poe, sa vie et ses œuvres"[2]

Há um mistério em Edgar Poe, mas este não é o de um poeta maldito, alucinado, alcoólico e viciado em ópio, cuja vida foi marcada por numerosos fracassos e muitas vezes à beira de uma decadência da qual o salvam sua obra e o amor maternal de uma mulher. Alguns fizeram dele um doente mental.

Se ele foi pouco reconhecido em seu próprio país, os Estados Unidos, três de seus admiradores eram nada menos que Baudelaire, Mallarmé e Valéry.

Baudelaire devota-lhe um verdadeiro culto e fez mais pela glória de Poe que o próprio Poe, publicando a tradução de *Histórias Extraordinárias* e *Novas Histórias Extraordinárias* pouco antes da morte de Poe e antes da publicação de *Flores do Mal*. "Todos os contos de Poe são, por assim dizer, biográficos. Encontramos o homem na obra",[3] escreve ele em sua introdução de 1852. Acrescenta na introdução de 1856: "O próprio ardor com o qual ele se atira no grotesco por amor ao grotesco e no horrível por amor ao horrível, me serve para verificar a sinceridade de sua obra e o acordo do homem com o poeta."[4]

Mallarmé fez a tradução dos poemas de Edgar Poe, com quem se encontrou em Londres, em 1863. Dizem, até, que ele passou uma temporada na Inglaterra para aperfeiçoar seu inglês na perspectiva dessa tradução. Ele intitula esses poemas *A tumba de Edgar Poe*, de onde são tirados os versos da primeira epígrafe deste capítulo, sendo os versos seguintes aqueles que definem uma nova estética: "Um sentido mais puro às palavras da tribo."[5]

Quanto a Valéry, este vê em Poe não somente um grande escritor, como também um matemático e um filósofo. Ele não está longe, portanto, de lhe atribuir o que diz de Mallarmé: "A sintaxe era para esse poeta uma álgebra que ele cultivava por ela-mesma."[6]

Julien Gracq fará dele uma espécie de "matemático da escrita, um engenheiro literário". Claude Richard fará até mesmo a aproximação entre "a combinatória atômica e a combinatória das letras no texto".

Não foi a "instância da letra", e seu real, que Lacan desenvolveu após tê-la introduzido em seu "Seminário sobre *A Carta Roubada*", que ele colocou no início de seus *Escritos*, sublinhando a "(...) ficção de Poe, tão potente no sentido matemático do termo, essa divisão em que o sujeito se verifica do fato de que um objeto o atravessa sem que eles em nada se penetrem (...)"?[7] O real colore, aqui, o fato de que apenas o significante é mestre... e, para Poe, fora do semblante.

É dessa estrutura material do real que vamos tratar em nossa abordagem de Poe; desde já, nós a escrevemos como uma estrutura autística. Nada justificável em uma imaginarização interpretativa como a de Marie Bonaparte, que evoca, a propósito de "A Carta Roubada", o desgosto do falo materno e a censura à mãe por tê-lo perdido.

Resumamos, inicialmente, a biografia de Edgar Poe, em que não faltam surpresas patéticas. Ele nasce em 19 de janeiro de 1809, em Boston.

Seus pais são atores. Seu pai, David, logo vai se perder no alcoolismo e morrer. Sua mãe, Elizabeth, dois anos mais tarde, será levada pela tuberculose. Ele se torna, então, órfão, com a idade de dois anos, e é recolhido por um rico negociante, John Allan, e, com sua família, passa uma temporada de 1815 a 1820, na Escócia e na Inglaterra, onde recebe uma educação tradicional. De volta a Richmond, ele cursa excelentes, mas breves, estudos na Universidade de Virgínia, onde demonstra gosto pelas matemáticas.

Após uma breve temporada no exército americano, é aceito em West Point, onde se mostra incapaz de curvar-se à disciplina, a ponto de ser expulso. Em 1832, retorna a Baltimore. Ele é devorado pela ambição literária e se lança em uma sucessão de colaborações e, mesmo, de direções de revistas literárias, em que dá provas de uma crítica intrépida, ao mesmo tempo em que edita, em 1841, seus poemas e seus primeiros contos, antes de publicá-los em uma coletânea que vende pouco.

Em 1836, casa-se com sua prima Virginia Clemm, que tem apenas 14 anos, e o casal se instala na casa da mãe de Virginia, Maria Clemm. Em seguida, por um certo tempo, eles vivem miseravelmente em uma modesta choupana. Virginia morre em 1847, e Poe, gravemente doente, foi salvo por Maria Clemm, que o adota como um filho.

Em 1841, é publicado o *Assassinatos na rua Morgue*, o primeiro de seus contos policiais, que torna ilustre o detetive amador Dupin. A data é histórica. Poe inventa um gênero que, mais tarde, se torna célebre por Conan Doyle, Gaston Leroux, Agatha Christie: o enigma resolvido unicamente pelo esforço da razão e da imaginação de um detetive poeta. "Nós podemos afirmar – não é mesmo –, que não acreditamos, nem um, nem outro, nos eventos sobrenaturais",[8] diz Dupin a seu confidente. Essa frase, Poe poderia tomá-la para si mesmo. Um novo paradoxo da parte de um escritor fantástico? De forma alguma. Em Poe, o horror é lógico. Simplesmente, "se eles não são loucos, os personagens de Poe devem evidentemente se tornar loucos, por terem abusado de seus cérebros como outros abusam de licores fortes". Esta última observação é de Júlio Verne, cuja dívida em relação a Poe é considerável. *A esfinge dos gelos,* por exemplo, descende em linha direta de *As aventuras extraordinárias de Gordon Pym*.[9]

Dupin é certamente da família de Sherlock Holmes, Hercule Poirot e consortes, isto é, está no centro de um dos temas mais fascinantes, aquele do espírito frio e lógico, incapaz de estabelecer relações afetuosas. "A ausência de sensibilidade em relação ao outro e a capacidade de perseguir uma ideia fixa fazem parte do quadro. Fica claro que todos aqueles cujo espírito se encarrega de resolver enigmas (tratando-se de detetives ou de pesquisadores científicos) têm tendência a esquecer os refinamentos da vida social, pois eles não têm tempo de prestar atenção às pequenas coisas da vida cotidiana. Em compensação, o professor ou o detetive talentoso se interessa por coisas aparentemente insignificantes para a maior parte das pessoas".[10] É isso que Asperger qualificou de "inteligência autística". Segundo ele, esta inteligência e suas características próprias opostas àquelas da inteligência e do saber-fazer convencionais. De fato, ele pensava até mesmo que esse tipo de inteligência era um ingrediente indispensável a toda grande criação artística ou científica."[11] Hoffman foi um dos primeiros a descrever em seus romances (*O Homem de areia*, *O Autômato*) a relação paradoxal entre o racional e o terror. Encontramos igualmente esse paradoxo – a presença do irracional no racional – em *Frankenstein*, obra-prima de Mary Shelley.

Pode-se dizer, de outro modo, tomando os termos de Jacques Lacan em *Mais, ainda...* e os de Jacques-Alain Miller, em seu curso de 1988-1989, *Elementos de biologia lacaniana*, que, na estrutura autística, o significante não se torna corpo e, desse modo, não produz afeto: o afeto é o efeito corporal do significante, que, se falta, deixa o sujeito autista estritamente submetido à lógica do significante, não sem picos espantosos, cujas respostas é preciso trazer das ciências ou das matemáticas, aquelas do saber no real, tal como a descoberta einsteiniana. Valéry e Gracq notaram o parentesco da poesia de Poe com as matemáticas, e de sua sintaxe com uma álgebra.

Em 1848, Poe compõe uma cosmogonia, *Eureka*. É o início de sua degenerescência física e mental. Sua vida sentimental está desordenada;

ele está ou pretende estar apaixonado por várias mulheres sucessivamente, mas mergulha com frequência no alcoolismo.

Em 3 de outubro de 1849, aos 40 anos, é encontrado inconsciente, em coma alcoólico ou drogado de láudano, em uma rua de Baltimore, e morre no hospital.

O maior contraste domina a personalidade de Edgar Poe, e as fontes de seu talento oscilam entre a loucura e a supremacia artística superior.

A morte domina as *Histórias Extraordinárias*, ocorrendo, na maior parte do tempo, por assassinato, assassinato do outro, assassinato de si, assassinato de uma mulher ou sua morte, reversível em vários contos ou pior, conduzindo à morte do contista, razão pela qual o significante, o da "letra" sem texto, materializa o instinto de morte.

Sem querer fazer um catálogo dos temas das *Histórias*, algumas permitirão, no entanto, nos situarmos nos traços elementares da estrutura autística de Poe.

"William Wilson"[12] é a história, genial, da configuração do duplo. O conto começa pela descrição "heliogabálica" do espírito do mal e da perversidade que anima o herói, que não é outro senão o autor que escreve na primeira pessoa e em quem essa falta é constitucional. Não se sabe inicialmente de que torpeza se trata, a não ser a ascendência que o herói exerce sobre seus camaradas – tal como o estudante Edgar Poe, como se sabe –, "sobre todos, um único excetuado",[13] seu homônimo William Wilson do qual se sabe, não apenas que nasceu no mesmo dia que ele, mas também que a semelhança é completa. A relação dos dois Wilson oscila entre o fato de serem inseparáveis e o ódio que os anima para saber quem dominará o outro. Um traço notável é que a voz do outro é reduzida a um cochicho e por isso se torna o eco perfeito da do herói, a voz do duplo.

Esse duplo aparece como remetendo à mais longínqua infância, "de um tempo em que minha memória ainda não tinha nascido".[14] Finalmente, durante uma noite em que quer surpreender o outro no meio do sono, ele é tomado de medo ao reconhecer sua própria imagem em uma "imitação" que lhe força a fugir. A "imitação" caracteriza o duplo por oposição à identificação, como a imagem ao significante.

Quando Wilson se encontra em Oxford, o vício que o domina é o do jogo – o que não deixa de evocar Dostoiévski e a equivalência autoerótica que confirma a ausência de mulheres e de sexualidade nas orgias em questão, em que o jogo e a exaltação do duplo apenas trabalham para arruiná-lo. Não se trata aí de remissão e o duplo persegue o autor que, dele, foge em vão, passando por todas as capitais da Europa, como o carrasco ao qual se sente imperiosamente submetido.

O conto culmina na cena final, em que, por ocasião de um baile de máscaras em Roma, no momento em que o herói quer ir ao encontro de uma mulher, ele ouve o "maldito *cochicho* em seu ouvido".[15] Segue-se, então, um duelo, no qual mata seu duplo com muita ferocidade para logo reconhecer sua própria imagem manchada de sangue em um espelho: é "o absoluto na identidade",[16] em que o sussurro vem agora dele próprio, e lhe cochicha: "Veja por esta imagem que é a sua, como você se assassinou radicalmente a ti mesmo!"[17]

É a voz do outro – não a do grande Outro – que cai no real e é sua equivalente. Nada parecido com o significante que falta ao Outro S($\cancel{A}$), porém, S = *(a)*, o significante no lugar desse outro no real, que faz com que não haja mais, nem um, nem Outro.

A condensação magistralmente nova dos três elementos estruturais que isolamos na estrutura autística no duplo, leva à linha de frente extrema de sua formulação: "o absoluto na identidade". Sua consequência direta é uma ambivalência no real entre amor e ódio. Segue-se a "destruição do outro" e a "autodestruição" que passam pela imagem especular do sujeito no real – e não no virtual, como ela verdadeiramente o é – presentificadas na cena pela introdução inesperada, porém lógica, de um espelho.

Essa passagem da imagem ao real atinge o extremo do fantástico no conto "Metzengerstein",[18] em que a imagem de um cavalo enorme e de potência impressionante salta de uma tapeçaria em chamas, e é colocado no real à disposição de um barão por seus cavaleiros, para manifestar sua potência ligada à morte de seu vizinho inimigo, a qual vai de par com a autodestruição do próprio castelo do barão pelo fogo.

Dois outros contos impressionantes têm relação com uma mulher, o duplo e a morte: "Morella" e "Ligeia".[19]

Em "Morella", o narrador tem pela mulher que ele ama uma paixão de extrema ambivalência. Ele diz: "Eu mergulhava na música de sua voz, até que, esta melodia se infectasse de terror; (...) o gozo se desvanecia de repente no horror, e o ideal de beleza se tornava o ideal da feiura".[20] Ele acrescenta: "O mistério da natureza de minha mulher me oprimia como um carma".[21] Essa natureza não é a do duplo, feminino desta vez, fonte ao mesmo tempo de gozo e de horror, e da qual ele pressente a morte? Esta morte acontece no mesmo dia em que Morella dá à luz a sua filha: morte e nascimento, mas um nascimento bem particular: aquele do duplo de Morella, pois crescendo, diz ele, "esta semelhança era uma *identidade* que me dava um calafrio".[22] Esta identidade é de tal forma real que esta filha não tem nome. O nome de Morella morreu com ela, uma espécie de dupla morte. Quando ele quer lhe dar um nome de batismo, apenas um nome lhe ocorre, "Morella". O tempo e o espaço estão preenchidos com esse nome e criam um mundo no limite da vida ou de preferência sobre a vertente da morte: advém a morte desta filha que ele depositará na tumba de sua mãe. Aqui, "eu rio, com um riso amargo e longo, quando, no jazigo de família, onde depositei a segunda, não descobri nenhum traço da primeira – Morella".[23] O duplo tinha feito Um na morte e o significante "Morella" era tal que, nele próprio, a eternidade o muda...

Ligeia ainda é sua mulher, é a própria beleza, delicada certamente, mas marcada de uma estranheza que lhe é inseparável. Se ele a descreve com muitos detalhes superlativos, é uma beleza que ilustra o que diz Valéry da beleza: é o que desespera. Seus olhos, as pupilas de seus olhos, eram como um universo entre o oceano e as estrelas, um todo cósmico que não deixa de evocar seu grande poema cosmogônico *Eureka*: "uma estrela de sexta grandeza (...) que, vista por telescópio, me deu um sentimento análogo".[24] Há Um e Tudo em Ligeia, assim como em seus imensos conhecimentos, "morais, físicos e matemáticos".[25] É essa "luz viva" que vai morrer após uma longa agonia que o deixará só e desamparado: "tragédia que se chama Homem, e cujo herói é o verme triunfante"[26], como termina a poesia que ela compôs e que conclui sua agonia e sua vida. Ele torna-se escravo do ópio e se refugia em uma abadia, que adquiriu na Inglaterra. Neste local, casa-se Lady Rouwena Trevanion de Tremaine, "de cabeleira loira e olhos azuis",[27] o inverso de Ligeia. A descrição do quarto deles não pode ser mais fantástica, inquietante e alucinógena. Após as "horas ímpias"[28] do primeiro mês de casamento, ele só pode odiar esta mulher, pois se encontra inteiramente devotado à lembrança de Ligeia. Rouwena adoece e também morre, e ele contempla seu cadáver, sempre evocando Ligeia, "meu único, meu supremo amor".[29] Entretanto, Rouwena volta à vida e morre novamente, várias vezes. No final desta noite assustadora, a morta termina se levantando e lhe aparece em tamanho maior do que tinha quando estava viva. Quando ela retira o sudário que a envolve, é Ligeia quem ele tem diante dele, ou, mais precisamente, seus cabelos negros e olhos negros.

O duplo, aqui, lhe é exterior e concerne às duas mulheres: a segunda que ele conheceu sexualmente, e que não amava, e mesmo odiava, se metamorfoseia na primeira que foi seu amor perdido, inatingível, seu único e verdadeiro amor, surgido então como *das Ding*.

Em "O Gato Preto",[30] um dos contos mais assustadores, a relação de Poe com a sexualidade passa pelo olho e sempre termina no assassinato do objeto, o gato ou a mulher. O próprio Poe faz explicitamente esta aproximação: "Minha mulher (...) fazia alusões frequentes à antiga crença popular que via todos os gatos pretos como feiticeiras disfarçadas".[31] Como não pensar nos três poemas consagrados ao gato, em *As Flores do Mal*: "Será um deus, será uma fada?"[32] O gato de Poe chama-se Plutão.

O autor conta como, tornando-se alcoólatra, começa a maltratar sua mulher e seus animais em casa: pássaro, peixe, cachorro, coelho, macaco. Pensamos, aqui, no bestiário de Lautréamont, menos fantástico, no entanto. Descreve o tratamento ao qual submete seu gato, certa noite, quando, voltando bêbado para casa, lhe arranca "de sua órbita, um dos olhos"[33] com um canivete. Não se trata, nesse caso, da destruição do olhar do outro, mais exatamente do seu órgão real – tentação que encontramos nos autistas, quando eles pressionam seus olhos com um dedo, como se quisessem extirpá-lo?

O gato se cura lentamente e se esconde evidentemente de seu dono. Este, "uma manhã, a sangue-frio", o pendura no "galho de uma árvore" – "*porque* eu sabia que ele tinha me amado (...), *porque* eu sabia que, assim fazendo, eu cometeria um pecado (...) para além da misericórdia infinita do Deus Todo Misericordioso..."[34] A destruição/ autodestruição atinge aí seu limite, mais além de um Outro anulado.

Posteriormente, no conto, o autor encontra em uma espelunca um enorme gato preto e o leva para casa; ele se dá conta de que o gato é cego de um olho, o que contribui para "torná-lo ainda mais caro à sua mulher".[35] Tratar-se-ia do esboço de um duplo? Certamente, pois o animal provoca o horror e o terror do autor, ainda mais porque uma mancha branca de seu pelo toma cada vez mais a forma de uma forca. A ideia de seu assassinato torna-se cada vez mais obsedante e, na adega da casa onde ele o persegue, quer matá-lo com uma machadada. Sua mulher se interpõe, ela é morta. O duplo entre a mulher e o gato está consumado.

Resta, então, a história do castigo. O autor empareda o cadáver de sua mulher em uma das paredes da adega e experimenta alívio apenas em relação ao desaparecimento do gato. Porém, por ocasião de um mandado de busca concernente ao desaparecimento de sua mulher, ele só demonstra a maior calma e um júbilo em si mesmo, que atinge a provocação, quando ele bate na parede-caixão com uma bengala. Do fundo da tumba surge, então, uma queixa, que termina em grito. A parede vem a baixo, o cadáver de sua mulher, sujo, aparece, e sobre sua cabeça o gato de um olho só, faiscante, "e com voz eloquente me entregou ao carrasco".[36]

Terminaremos com um conto bem curto, mas bastante ilustrativo: "O Retrato oval".[37] No quarto de um castelo, o autor, antes de dormir, contempla as pinturas do dono da casa, que é um pintor renomado. Ele descobre uma, até então colocada na sombra, de um busto de jovem mulher, cuja "expressão vital absolutamente adequada à própria vida"[38] o "faz estremecer", o subjuga, depois o aterroriza. Ele, então, lê a história desse retrato em um livro que encontra. O pintor quis fazer o retrato de sua jovem mulher e trabalhando nele dia e noite, com um prazer vivo e ardente, sem ver que seu modelo se esvanecia. Com efeito, "o pintor enlouqueceu pelo ardor de seu trabalho, e raramente desviava os olhos da tela (...). E ele não *queria* ver que as cores que ele espalhava sobre a tela eram *tiradas* da face daquela que estava assentada perto dele".[39] Dada a última pincelada no quadro, ele exclama: "Na verdade, é a própria *Vida!*"[40] Quando ele se vira, sua mulher está morta.

Tal é a encenação fulminante – e quanto! – de um quadro ou de um espelho que toma no real a vida de seu modelo.

O tema central dos poemas, traduzidos para o francês por Mallarmé, é o do objeto perdido, perdido para sempre, como não cessa de repetir o Corvo: *nevermore*, nunca mais, que, em inglês, rima com a "Lénore" perdida. Como também outros nomes designam esse amor perdido: Helena, Ulalume, Annabel Lee... em uma atmosfera de morte, de morte real do corpo, a do "verme triunfante", um tema que Baudelaire retomará em "Uma carniça", entre outros. Este último, no entanto, com a dupla morte:

E para ao cêntuplo volver à Natureza
Tudo o que ali ela reunira.[41]

Encontra sua fonte final nos últimos versos:

Então, querida, dize à carne que se arruína,
Ao verme que te beija o rosto,
Que eu preservei a forma e a substância divina
De meu amor já decomposto![42]

O que Poe jamais encontrará, *nevermore*, ele que faz do "Corvo o símbolo da *Lembrança fúnebre e eterna.*"[43]

Cabe-nos perguntar, armados do significante, dos registros e dos matemas lacanianos, qual é a fonte do talento de Poe, universalmente reconhecido e a nós revelado pelos poetas que mencionamos.

O mais impressionante, o mais enfeitiçador na poética de Poe, é o significante como mestre, seja na sua evidência de um real que ninguém vê, como em "A Carta Roubada" – bem diferente disso é um objeto perdido, que é o objeto *(a)* –, ou na repetição de um *nevermore* incansavelmente proferido, um ser não falante, o Corvo, fazendo-se o eco esmagador. Como diz Baudelaire, é o excesso na expressão do sentido, o que temos muito frequentemente a estupidez de confundir com o ideal. Ele vê nisso o feitiço poético de Poe, que se atém mais ao real do material significante, como nas matemáticas, que ao simbólico do ideal, o S_2 da relação ao Outro. Resta então apenas a repetição do S_1, em série, cuja coleção é a de todos esses outros que nada mais são que duplos ou imagens em espelho no real, sempre ameaçados de destruição e de morte, e, mesmo, da segunda morte.

Estamos no centro de uma estrutura autística, o que em nada elimina nossa admiração pelo talento de tal poeta. Não haveria, no entanto, como reconheceram absolutamente Baudelaire e Mallarmé, uma relação de causa e efeito entre um tal significante e a criação poética?

CAPÍTULO IX

FIÓDOR DOSTOIÉVSKI
Pulsão de morte – comicialidade – assassinato da mãe

Dostoiévski era autista? Seu niilismo pode testemunhá-lo e, em todo caso, ele conseguiu como ninguém a descrição da estrutura autística – especialmente, mas não apenas, em *O Idiota*.

Freud estabeleceu, em *Dostoiévski e o parricídio*[1] o quadro de sua personalidade: ele era um histero-epilético, isto quer dizer que se tratava de uma histeria grave, a epilepsia sendo apenas um sintoma dessa neurose. Se essa doença "frequentemente acompanha a idiotia a mais palpável"[2], evidentemente não é este o caso de Dostoiévski, cuja estrutura, diz Freud, era dominada por três fatores: "a intensidade extraordinária de sua afetividade, o fundo pulsional perverso que devia predispô-lo a ser um sadomasoquista ou um criminoso e, o que é inanalisável, o dom artístico."[3] Freud faz dele um "tipo pulsional" em que prevalece a pulsão destrutiva, ligada à epilepsia, patente ou não: "Supomos que o ataque de epilepsia é o produto e o signo de uma desunião pulsional (...). Entre as consequências de muitas neuroses graves, é preciso destacar particularmente a desunião pulsional e o lugar preponderante tomado pela pulsão de morte."[4] Lacan demonstrará que toda pulsão é pulsão de morte.

Dostoiévski fornece, em *O Idiota*, cujo herói, o príncipe Machkine, é um autêntico autista, a descrição e a interpretação as mais precisas sobre uma crise epilética. Pela via da epilepsia da qual ele sofria gravemente, Dostoiévski obtém algumas luzes sobre o autismo – como veremos em várias passagens de sua obra e em muitos de seus personagens.

Freud faz de seu caso uma epilepsia afetiva, em que a perturbação exprime a vida psíquica, e não uma epilepsia de origem orgânica. Desde a infância, o pequeno Fiódor, entre a autoridade despótica de um pai intratável, avarento e brutal, impondo essa autoridade através de injúrias e de pancadas, e uma mãe triste, inquieta e supersticiosa, tinha sofrido crises de sono letárgico, anunciadas por uma angústia de morte, que lhe davam a sensação de que iria perder a vida naquele instante. Seguia-se a isso, com efeito, um estado muito semelhante à morte real, e Fiódor, que temia à noite cair em um sono semelhante à morte, escrevia antes de dormir em pequenos pedaços de papel, que só o enterrassem após o prazo de cinco dias. Freud nota que esses ataques de morte assinalavam uma identificação com um morto ou com uma pessoa que ele desejasse o fim, isto é, seu pai, a quem ele odiava. Ele ainda não tem 18 anos quando uma notícia assustadora perturba sua razão: seu pai, que viajou para sua casa de campo em Dorovoïé, acaba de ser assassinado, após longas torturas, por um grupo de seus *moujiks*[5], cujas extravagâncias foram ao limite.

É a partir dessa data que os ataques de Dostoiévski, identificado a seu pai morto e que, fantasmaticamente se sente responsável pelo assassinato, tomam uma forma epiléptica.

Sua relação com a morte atinge, alguns anos mais tarde, o grau mais extremo de horror, quando, detido pela polícia por ter participado, com um dito Petrachevski, de reuniões clandestinas, em que o absolutismo de Nicolas I era criticado e a declaração dos direitos do homem era estudada, ele é jogado na prisão por vários meses e finalmente condenado à morte. Foi apenas no último minuto, quando os prisioneiros estão amarrados ao poste de execução e os soldados apontam as armas, que um ajudante de campo chega e anuncia que eles foram agraciados pelo czar. A condenação deles foi comutada para quatro anos de prisão para forçados, na Sibéria. Esta proximidade da morte, não se tem notícia de alguma outra mais extrema, reencontrar-se-á ao longo da obra do autor em muitas ocasiões, mas nem sempre com uma solução tão inesperada, longe disso, como se o destino devesse reaver seus direitos. Uma sede de castigo dominou toda a vida íntima de Dostoiévski; o componente de destruição-autodestruição se mostra eminentemente presente nele mesmo e em numerosos de seus personagens, seja Raskolnikov em *Crime e Castigo*, Versilov em *O Adolescente*, Stravoguine em *Os Demônios*, e em *Os Irmãos Karamazov*, no qual Ivan encontra o Diabo como uma sombra projetada, ou Smerdiakov, o bastardo, matando o pai Karamazov.

Dostoiévski, em sua própria vida, resta culpado de um crime terrível e nada pode isentá-lo de seu erro. Freud vê nisso a oposição entre um supereu sádico herdado do pai cruel e um eu que se tornou masoquista feminino-passivo. Acrescentaríamos a isso o componente do qual Dostoiévski tratou inúmeras vezes, a do duplo, em toda a acepção do termo, que ele explicitou longamente em um de seus primeiros romances, *O Duplo*. Trata-se, como se sabe, de um componente importante da estrutura autística. "Goliadkine-benjamin", como ele o chama, é o duplo real de Goliadkine, funcionariozinho, apagado e passivo, modesto, estúpido e honesto, que ele encontra uma noite, numa ponte de São Petersburgo. Esse duplo é seu duplo integral, espelho no real, mas o oposto de seu caráter. Ele se mostra arrivista, cínico, zombador, lisonjeador e malvado, suplantando progressivamente Goliadkine e o aniquilando, o fazendo perdedor na estima de seus chefes, o reduzindo ao estado de sombra desolada. O malvado matou o bom e Goliadkine tornou-se o eterno desconhecido, o indesejável que se fecha em sua solidão, aquele que "resta sozinho em si mesmo"[6], antes de sucumbir na demência. Qual dos dois componentes desse par do duplo é Dostoiévski? Dostoiévski enquanto criador nos força a responder que ele é os dois e projeta sua divisão na sua criação artística.

A descrição da crise epilética em *O Idiota* nos mostra, na sucessão de um gozo extremo e de uma morte aparente, a ilustração única, e nos faz evocar novamente o autismo em consonância com a frequência de sua associação com a comicialidade:

"[O príncipe Mychkine] pensa na fase pela qual seus ataques epiléticos se anunciavam, quando estes o surpreendiam em estado de vigília. Em plena crise de angústia, de embotamento, de opressão, parecia-lhe subitamente que seu cérebro incendiava e que suas forças vitais retomavam um prodigioso impulso. Nestes instantes rápidos como o relâmpago, o sentimento da vida e a consciência aumentavam muito, por assim dizer, nele. Seu espírito e seu coração se iluminavam de uma claridade intensa; todas as suas emoções, todas as suas dúvidas, todas as suas inquietudes se acalmavam ao mesmo tempo para se converter em uma soberana serenidade, feita de alegria luminosa, de harmonia e de esperança, em favor da qual sua razão se erguia até a compreensão das causas finais."

"Mas esses momentos radiantes eram apenas um prelúdio à fase segunda e decisiva (pois esta outra fase nunca durava mais de um segundo) que precedia imediatamente a convulsão. Esta segunda era positivamente acima de suas forças. Quando, uma vez recobrada a lucidez, o príncipe se recordava dos preâmbulos de seus ataques, ele frequentemente se dizia: esses clarões de lucidez, em que a hiperestesia da sensibilidade e da consciência faz surgir uma forma de 'vida superior', são apenas fenômenos mórbidos, alterações do estado normal; longe, portanto, de se ligar a uma vida superior, eles entram ao contrário nas manifestações as mais inferiores do ser (...)."

"Quando o ataque passava, ele podia raciocinar sensatamente a respeito. Esses instantes, para defini-los com uma palavra, se caracteri- zavam por uma fulguração da consciência e por uma suprema exaltação da emotividade subjetiva. Se, a esta segunda, isto é, ao último período de consciência antes do ataque, ele tinha tido tempo de se dizer clara e deliberadamente: 'Sim, por um momento deste, poder-se-ia dar toda uma vida', é porque, apenas para ele, este momento valia, com efeito, toda uma vida (...). A prostração, a cegueira mental e a idiotia apenas apareciam bem claramente como a consequência deste 'minuto sublime."'[7]

Freud interpretou essas duas fases do ataque epilético como a de um gozo em relação à realização do assassinato do pai, seguido imediatamente do ataque, gozo da punição, que ele resume da seguinte maneira: você queria assassinar o pai a fim de ser, você mesmo, o pai; agora você é o pai, mas o pai morto.

Poderíamos acrescentar que o dom artístico de Dostoiévski podia igualmente depender da primeira fulguração de consciência, esses clarões de lucidez e essa hiperestesia da sensibilidade ligados à aura da crise.

Esse pai, por essa razão, é o pai simbólico? Há uma relação entre esse pai morto e o Nome do Pai? O que sabemos da história de Dostoiévski nos força a situar esse pai morto no registro do real – mais ainda, no imaginário em continuidade com esse real, como é o caso na estrutura da psicose. A identificação ao pai morto não pode, em nenhum caso, ser aquela do pai simbólico, que não existe como operador sobre o desejo da mãe. A revelação na epilepsia, por breve e inatingível que seja, do assassinato do pai, priva o sujeito de um tal operador. É isso que vai pôr em questão o estatuto da mãe, não mais temperado por esse terceiro termo. A mãe se torna, então, responsável por um ato criminal desconhecido e deve ser morta: o assassinato da mãe no lugar daquele do pai.

Temos aqui uma chave da veracidade da criação do personagem do príncipe, acometido, tal como o autor, pela epilepsia, mas também pela idiotia, uma forma de idiotia que se traduz por uma carência absoluta da vontade e uma inexperiência completa da vida que engendram, nele, uma confiança ilimitada em direção aos outros, por uma recusa da pulsão de morte, que é a fonte de sua idiotia.

Que o príncipe seja autista é o que assinala esse gozo da aura epiléptica, gozo real, nesse real permanente no centro da estrutura autística, fora de toda dimensão da identificação. Efetivamente, Mychkine só conhece o outro sob a forma de seu duplo, Rogogine, seu oposto exuberante, voluntarioso, violento e que se torna criminoso. No final trágico do romance, o príncipe mergulha na debilidade, quando é confrontado com o corpo de Natassia Philippovna, que, assassinada por Rogogine, ele contempla enlaçado, ele próprio, a Rogogine.

Curioso personagem, essa Natassia Philippovna, cortesã, prostituta, que o príncipe encontra pela primeira vez sob a forma de seu retrato, em imagem, na casa do general Epantchine. Ele não a deseja verdadeiramente, tampouco a ama. Ele tem apenas compaixão por ela, a ponto de querer casar-se com ela para salvá-la. Em vão, pois que na hora da cerimônia do casamento com o príncipe, ela foge com Rogogine que a matará. Ao príncipe, a compaixão de seu masoquismo; a Rogogine, a agressividade mortífera, sendo que as duas versões do duplo se encontram diante do cadáver de Natassia.

Quem é Natassia, cuja imagem abre o romance e cujo assassinato o termina? Inicialmente, ela não é senão a imagem de "a Coisa", o que faria do casamento do príncipe com ela um incesto – na ausência do Nome do Pai. Seu duplo assassino deveria, portanto, matá-la. O que ocorre é a convicção do príncipe, quando esse outro materno, em um dublê *(a)–(a')*, lhe aparece com todo o horror de uma mulher criminosa que lhe pede sua cumplicidade e seu silêncio.

Dizendo novamente, Dostoiévski não nos dá um elemento estrutural do autismo onde já não se trata mais do assassinato do pai, mas do assassinato da mãe no real, empurrando o autista, em muitos casos, em direção ao naufrágio na idiotia, pela recusa deste assassinato impossível, e, contudo, sempre presente, a ponto que Marcel Proust escreverá que todas as obras de Dostoiévski deveriam se chamar *A História de um crime?*

Justamente, Dostoiévski já havia tratado da morte de uma mulher em *Crime e Castigo*. Raskolnikov assassina uma velha agiota, sem pegar seu dinheiro, mantendo seu debate com o Juiz Porfírio sobre como tornar-se um homem, isto é, um sujeito tão extraordinário a ponto de cometer assassinato sem se sentir culpado. Ele não conseguirá tal façanha, mas, pelo menos, encontrará o juiz por identificação, isto é, a imagem paterna ao preço da morte da mulher, imagem maternal, sua vítima.

No mesmo momento que *O Idiota*, nasce também *Os Demônios*, como o testemunham os diários do autor. O autismo reaparece – com tamanha amplitude – na longa sombria conspiração niilista desses "demônios". André Markowicz, o último tradutor (para o francês) da edição integral da obra, sublinha: "O romance existe apenas para isso, afinal, para semear o distúrbio, extraviado, arrebatado, fazendo rodopiar, rodopiar, agarrar os clarões e, no final, após mil páginas de ciclone, por uma espécie de bufonaria *indiferente*, sequer fazendo caretas, não, grotesca, abandonar o leitor sufocado, com nada. Possuído."[8] Alguns personagens imaginários, inconsistentes, nos remetem aos personagens proustianos. O relato vem, aliás, de um narrador, um duplo, como *Em busca do tempo perdido*. Enquanto, porém, o idiota, o príncipe Mychkine, aparece como uma imagem do Cristo, Stavroguine apresenta-se como um demônio cheio de orgulho e de desafio, que prolonga sua perversão pedófila até a morte de uma menina. Em sua confissão – que ele escreve e entrega ao Bispo Tikhone para leitura –, confessa: "Todas as situações particularmente vergonhosas, humilhantes para além de qualquer medida [...] sempre despertaram em mim, ao mesmo tempo, uma cólera sem medida e um gozo incomensurável"[9], conduzindo ao extremo o caráter masoquista principal do gozo.

Nesse romance, mais do que em qualquer outra obra, a busca do Outro é afirmada sob a forma que assombrou Pascal, a de Deus: "O fim de todo movimento do povo, em todos os povos, e em todos os períodos de sua existência, é somente a busca de Deus, a busca do Deus deles (...). Deus é a pessoa sintética de todo o povo (...). Jamais a razão teve condições de definir o mal e o bem. (...) A ciência, por sua vez, apenas pôde autorizar a força (...). O povo – é o corpo de Deus" como o Outro, é o corpo. "O único povo *'théophore'* é o povo russo."[10]

Em *Os Irmãos Karamazov*, o valete Smerdiakov é o autista de serviço. Suas origens não poderiam ser mais patológicas, considerando que ele é o filho não reconhecido do pai Karamazov, Fiódor Pavlovich, nascido do estupro cometido contra sua mãe, uma pobre "fedorenta", completamente débil e que morre ao dar à luz a esta criança. O casal de empregados de Fiódor acolhe esta criança e a educa. Grigori, o homem, lhe ensina a ler a partir das Santas Escrituras. Contudo, Smerdiakov mostra um caráter muito inquietante, uma "natureza ingrata, segundo a expressão de Grigori, [que] tinha crescido selvagem em seu canto"[11], até que, aos doze anos, tem uma crise epiléptica, epilepsia que se revela incurável, com crises em intervalos regulares, quase todos os meses. Paradoxalmente, essa doença provoca em Fiódor, senão a afeição, pelo menos algum interesse por ele.

A primeira descrição que Dostoiévski nos faz de Smerdiakov, assinala a estrutura autística: "Não obstante, tanto na casa, quanto no quintal ou na rua, acontecia a Smerdiakov de ficar imerso em seus sonhos durante uma dezena de minutos. Suas feições nada revelariam a um fisionomista; nenhum pensamento, pelo menos, mas apenas os índices de uma espécie de contemplação [foi o termo que empregamos para Marie-Françoise] (...). Suas impressões lhe são caras e elas se acumulam, nele, imperceptivelmente, sem ele saber, sem saber para qual fim. Um dia talvez, após tê-las armazenado por anos a fio, ele deixará tudo e irá a Jerusalém, fazer sua reverência, seu *salut*, a não ser que coloque fogo em sua terra natal! Talvez ele faça, mesmo, um e outro."[12]

Ele recusa aliás qualquer lei, principalmente religiosa, pelo fato de estar, destas, excluído. Ele nada teve de seu pai, e dele nada quer; devolve-lhe, mesmo, o dinheiro que este perdeu, o que passa por uma honestidade natural.

No final do romance, contudo, rouba o dinheiro que seu pai destinara a uma mulher que ele amou e mata esse pai, simulando uma crise epilética na hora do crime, o que o inocentará. Contudo, ele confessa seu assassinato a Ivan Karamazov, seu primeiro duplo, de quem sabe que nutre os mesmos impulsos assassinos em relação ao pai; o segundo duplo, Dimitri Karamazov, ele deixa ser condenado, ao não confessar seu crime, em uma confissão por escrito que deixa antes de se suicidar.

Que Dostoiévski esteja sempre presente em sua obra, é ainda mais flagrante aqui, porém, mais do que Smerdiakov, autista débil, ele está mais próximo de Dimitri Karamazov, que, ao longo de todo o romance, expressa seu desejo de matar seu pai e chega a feri-lo fisicamente certa vez, mas não comete o crime. Não se trata da história mesma de Dostoiévski que, ainda que inocente deste assassinato, pagará por ele em sua epilepsia, e ainda que inocente do complô contra o czar, conhecerá a prisão, fonte da atmosfera de morte tão frequente em toda sua obra?

No gigantesco *Os Irmãos Karamazov*, seu último romance, Dostoiévski apresenta a articulação do autismo e da epilepsia, com seus componentes de destruição-autodestruição e do duplo que introduz o castigo do inocente que ele objetivamente foi, mas sem jamais poder se desviar subjetivamente do assassinato do pai. Não estaria aí a chave do conhecimento fulgurante que Dostoiévski tinha do autismo, que inocenta seus personagens sem protegê-los do castigo que ele mesmo conheceu, a prisão em que ficou exilado durante dez anos e onde ele escreveu ter encontrado "homens": "Que povo admirável! Eu não perdi meu tempo, eu conheci o povo russo!"?

Ele também conheceu o preço exorbitante a ser pago pelo assassinato do pai e a dívida que o empurra em direção à identificação aos mais deserdados dos Russos. Mas, ao mesmo tempo, é criação por Fiódor: a pintura dramática de *Lembranças da casa dos mortos*.

Deve-se acrescentar para concluir, que Dostoiévski foi também profeta, não apenas em *O grande inquisidor* (*Os Irmãos Karamazov*), mas também em *Os Demônios*, em que a "cura do mundo" viria cortar radicalmente cem milhões de cabeças, prefiguração do que, cinquenta anos mais tarde, iria esmagar a URSS, sob um regime totalitário.

CAPÍTULO X

LAUTRÉAMONT
A animalidade

Ao procurar um título para essa obra única de Lautréamont, uma tentação nos ocorreu: a de ver, nela, a Bíblia do autista. Tudo está lá: o autor morre aos 24 anos, identificado com dificuldade, sem história, não deixou nenhuma imagem; seu personagem Maldoror, uma combinação do mal e do horror, instrumento de uma crueldade sem gozo, no polo oposto ao de Sade. A *Bíblia*, enfim, sinaliza Deus, constantemente presente em seus *Cantos*, por certo sob a forma blasfematória a mais extrema; não se trata, no entanto, do "Ser supremo de maldade" do marquês, mas, de preferência, o objetivo sempre em vão de um imenso amor desiludido que o canibalismo promovido ao real, ao longo dos *Cantos*, deixará sem esperança.

Que sabemos dele? Bem pouco. Chamava-se Isidore Ducasse, nasceu em Montevidéu em 1846; era de uma inteligência precoce e um humor selvagem. Tem-se em consideração o sofrimento que ele teria conhecido em razão da disciplina severa dos Jesuítas, sob a guarda de quem ele fora colocado aos 14 anos, como interno para fazer seus estudos, em Tarbes, inicialmente, e depois, em Pau. Observa-se que ele gostava mais das matemáticas e das ciências que da literatura, e que se sugeriu que se preparasse para a Escola Técnica. Triste e silencioso, rosto impenetrável, ele tinha acessos de cólera; era pouco cuidado e, mesmo, desleixado. Sabe-se apenas de um amigo dele, Georges Dazet, visto o que deste comenta em seus primeiros *Cantos de Maldoror*, em 1868, mas apaga na edição seguinte, em 1869, substituindo-o por animais, cada um mais estranho que o outro.

Não se tem dele nenhuma correspondência, exceto a que foi trocada com um banqueiro a respeito da pensão que lhe enviava seu pai. A isso se reduziram suas relações com este último, que não apreciava em quase nada seu caráter.

Nos dois últimos anos de sua vida, 1868-1870, ele escreve os seis *Cantos de Maldoror* e as *Poesias*, mergulhando-se na leitura de Byron, Sófocles e, curiosamente, de Rabelais, escrevendo apenas à noite, tocando piano ao mesmo tempo. Trocava constantemente de residência, frequentava revolucionários, mas sabe-se muito pouco sobre ele. Morreu em 24 de novembro de 1870, aos 24 anos, deixando um epitáfio: "Não rezem por ele!" Assim, sua vida termina como sua obra, em um mistério impenetrável. Ele foi praticamente desconhecido durante sua vida, mas a reedição de suas obras interpela vivamente os meios literários, inicialmente em um sentido bem pejorativo: evoca-se a loucura. Retornaremos sobre as opiniões manifestadas em seguida, fazendo dos *Cantos de Maldoror* a obra mais desconcertante da literatura francesa.

Maldoror é o herói e o porta-voz do autor, ao mesmo tempo. Algumas vezes é difícil discernir se o autor ou seu herói Maldoror é o personagem dominante da obra, em que, como veremos em Marcel Proust, a divisão entre o autor e o narrador permanece incerta. De saída, portanto, é questão de identidade e de divisão. Esta divisão é inicialmente colocada por Maldoror entre o bem e o mal: "Maldoror foi bom durante seus primeiros anos, vivendo feliz (...). Percebe, em seguida, que nasceu malvado (...), não podendo mais suportar uma tal vida, joga-se resolutamente na carreira do mal..."[1]

A divisão de Maldoror vai culminar no real. Durante uma tempestade, ele é atingido por um raio. Ele acusa "o Todo-Poderoso de sua destreza notável: ele enviou o raio de modo a cortar precisamente meu rosto em dois".[2] No entanto, ele tem a força de apoderar-se de uma caneta tinteiro e a coragem de aprofundar seu pensamento.

Assim, ele escreve sobre quadros alucinantes que semeiam os *Cantos*: "Eu uso o meu talento para pintar as delícias da crueldade!"[3] A questão do gozo está colocada, como em Sade. Veremos que não se trata do mesmo. De fato, em Sade, a violência permanece preocupada com seu objeto e, por aí, permanece humana; aqui ela ultrapassa sempre as fronteiras humanas.

A destruição domina a maioria das cenas, quase todas em que o reino animal prevalece com seus atributos: o dente, a garra, o chifre, o bico, o aguilhão, a ventosa. O tubarão, o caranguejo, a aranha, o piolho, o polvo, pela presença deles, manifestam uma energia de destruição extrema. Gaston Bachelard, que contabilizou esse bestiário, encontrou nada menos de cento e oitenta e cinco animais. O polvo, nessa lista, não é uma representação, mas uma identidade do autor: "Oh polvo, com olhar de seda! Você, cuja alma é inseparável da minha; você, o mais belo dos habitantes do globo terrestre, e que comanda um harém de quatrocentas ventosas..."[4]

Um harém reduzido a ventosas... Poder-se-ia ir mais longe na relação ao duplo, em si? A exaltação do duplo, contudo, só se sustenta da identidade no real, pois o encontro de um outro é insuportável: "Quando o pé escorrega sobre uma rã, tem-se uma sensação de repugnância; mas quando se roça, suavemente, o corpo humano, com a mão, a pele dos dedos racha, como as escamas de um bloco de mica quebrado com marteladas; e, assim como o coração de um tubarão, que morto há uma hora, ainda palpita, com uma vitalidade tenaz, também nossas entranhas ainda reviram-se, por todos os lados, por muito tempo, depois do toque. Tal é o horror que o homem inspira ao seu próprio semelhante!"[5]

Nenhuma imagem nessas condições pode assegurar sua identidade imaginária de um corpo, o que ele afirma em várias ocasiões. Por exemplo: "Acontece-me de me encontrar diante do desconhecimento de minha própria imagem!"[6] Concebe-se, portanto, que o júbilo especular diante do semelhante ou diante do espelho teve poucas chances de aparecer com a marca que se liga à ela, isto é, o sorriso. Se isso não acontece, quer dizer, se ela não aparece espontaneamente, Maldoror dedica-se a fabricá-la realmente, cirurgicamente: "Eu quis rir como os outros; mas isso, estranha imitação, era impossível. Peguei um canivete cuja lâmina tinha um corte afiado e me cortei a pele nas laterais onde os lábios se encontram. Por um instante acreditei ter alcançado meu objetivo. Olhei em um espelho esta boca machucada por minha própria vontade! Foi um erro! O sangue que fluía com abundância das duas feridas impedia, além do mais, de distinguir se o que estava lá era realmente o riso dos outros. Mas, após alguns instantes de comparação, eu vi bem que meu riso não se parecia com o dos humanos, isto é, eu não ria".[7]

A sexuação quase não encontra lugar nesses *Cantos*. Vários episódios tomam seu lugar: a prostituição, o amor com o tubarão fêmea e espermatozoides imensos saindo da mulher; enfim, a pedofilia canibal que deve ser articulada à ausência do Outro.

Maldoror primeiro faz um pacto com a prostituição a fim de semear desordem nas famílias. No entanto, coisa estranha, na cena de família que ele descreve em seguida, com o pai, a mãe e o filho, Maldoror, após alguns instantes contemplando a cena, termina pegando o filho para estrangulá-lo. Tratar-se-ia ainda de seu duplo, no qual ele se autodestrói?

Ele é mais preciso ainda quando abraça uma criança pequena e quer arrancar suas bochechas com uma navalha, ou ainda: "Oh! como é doce arrancar brutamente de sua cama uma criança que ainda não tem nada sobre o lábio superior e, com olhos muito abertos, fingir passar suavemente a mão sobre sua testa, inclinando para trás seus belos cabelos! Depois, de repente, quando ela menos espera, enfiar as unhas longas em seu peito delicado (...). Em seguida, bebe-se o sangue lambendo as feridas; e, durante este tempo, que deveria durar tanto quanto dure a eternidade, a criança chora. Nada é tão bom quanto seu sangue (...), se não fossem suas lágrimas, amargas como o sal".[8]

Quadro ainda mais alucinante é quando Maldoror encontra "uma menina que dorme à sombra de um plátano, ele a toma inicialmente por uma rosa".[9] Ele a estupra e ordena a seu buldogue que o acompanhe no estrangulamento da menina ensanguentada, mas o cachorro entende que seu dono lhe demanda que ele faça o mesmo e também estupra "esta criança delicada".[10] Maldoror, diante da conduta de seu buldogue que se entrega aos "baixos instintos",[11] lhe dá um pontapé e lhe "perfura um olho".[12] Depois, ele eviscera completamente aquela "criança infeliz"[13] com sua faca, escando a vagina e retirando sucessivamente os órgãos.

Não estaria ele, aí, levado ao extremo autístico, "realizado", a fantasia homossexual do falo no sexo feminino e do qual ele se desvia com o horror de um objeto que não falta? Aqui, a resposta de Maldoror no real não é nada além de pedaços dispersos que restam de um objeto fugazmente sexual.

A divisão no real promove igualmente a bissexualidade nesse registro, como é dito claramente: "Quando ele vê um homem e uma mulher passeando (...), ele sente seu corpo se dividir em dois de cima a baixo, e cada uma das partes novas irá atingir um dos passeantes (...). É por isso que ele não mistura sua presença, nem entre os homens, nem entre as mulheres". É verdade que, um pouco mais adiante, ele recusa a cena primária: "Eu sou o filho do homem e da mulher, segundo me disseram; isso me espanta... Eu acreditava ser algo mais".[14]

Das relações sexuais, a mais espantosa é a que se dá entre Maldoror e a fêmea do tubarão: "Atingindo a três metros de distância, sem fazer qualquer esforço, eles caem bruscamente um sobre o outro, como dois amantes, e se abraçam com dignidade e reconhecimento, em um abraço tão terno quanto o de um irmão ou uma irmã. Os desejos carnais sucedem diretamente dessa demonstração de amizade. Duas coxas nervosas se colam estreitamente à pele viscosa do monstro, como duas sanguessugas; e os braços e as barbatanas entrelaçados em torno do corpo do objeto amado, que eles envolviam com amor, enquanto suas gargantas e peitos logo se tornavam uma massa esverdeada com exalações de algas; no meio da tempestade que continuava a fustigar, entre os clarões dos relâmpagos, tendo por noite de núpcias a onda espumante, arrastados por uma corrente submarina como em um berço, e rolando sobre eles mesmos para as profundezas do abismo, eles se reúnem em um longo acasalamento, casto e hediondo!... Enfim, eu acabara de encontrar alguém que se parecia comigo!... Daqui em diante eu não estava mais sozinho na vida!... Ela tinha as mesmas ideias que eu!... Eu estava diante do meu primeiro amor!"[15]

Aí, nesse momento, o autor tornou-se efetivamente Maldoror.

O duplo está presente em toda parte dos *Cantos*, nem que seja pela fusão constante entre Maldoror e o autor. Ele está sempre ligado à destruição: "(...) Adolescente, me perdoe. Uma vez deixada esta vida passageira, quero que estejamos entrelaçados por toda a eternidade; formar apenas um único ser, minha boca colada à sua boca. Mesmo desta maneira, minha punição não estará completa. Então, rasgue-me, sem nunca parar, com unhas e dentes ao mesmo tempo. Enfeitarei meu corpo com guirlandas embalsamadas, para este holocausto expiatório; e ambos sofreremos, eu, por ser rasgado, e você por me rasgar... minha boca colada à sua boca. Oh adolescente, de cabelos loiros, de olhos tão doces, você faria agora o que eu te aconselho? Apesar de você, quero que você o faça, e você deixará feliz a minha consciência." Depois de ter falado assim, ao mesmo tempo terá feito mal a um ser humano, e será amado por este mesmo ser: "é a maior felicidade que se pode conceber (...). Oh você, de quem não quero escrever o nome nesta página que consagra a santidade do crime, sei que seu perdão foi imenso como o universo. Mas, eu, ainda existo!"[16]

Para afirmar alhures essa denegação rimbaudiana: se eu existo, eu não sou um outro! Quando muito, a metáfora dá lugar à metamorfose – mudança de registro cujo bestiário não é mesquinho: "... ou então que me transformem em um hipopótamo."[17] Lautréamont denuncia o quão grave e imediatamente ameaçante pode ser esse perigo de que, nele, algo que não é ele pretenda dominá-lo; ele sente a natureza alarmante de um tal inimigo tão perto de si mesmo que está no centro de sua intimidade. Podemos reconhecer aí o grande Outro e sua recusa absoluta.

A metamorfose – e não a metáfora, que não há, devido à falta de significante – conferiu, contudo, a este Outro a forma de um pesadelo de aranha, última metamorfose da mulher terrível, cujo ventre monstruoso, como em uma dupla bolsa, contém dois adolescentes (ainda o duplo), o par fraterno de Reginald e de Elseneur, dupla forma viril.[18] Tal virilidade se liga ao assassinato; não o do pai, mas o do filho, do adolescente, uma vez que, na cena seguinte, Maldoror e Reginald mergulham nas ondas, e o acontecimento sobrevém, um acontecimento eternamente oculto, um mistério que mistura o sangue com as águas e as águas com o sangue, e apenas no lado direito de Reginald aparece um furo microscópico, e tal como "uma arma afiada, como seria um estilete dos mais agudos, [poucos] podem alegar direitos de paternidade de um tão fino ferimento."[19]

Esse sofrimento do adolescente, Lautréamont não deixa de articulá-lo ao Outro materno e sua falha maior, que o adolescente enquanto duplo deveria suprir: "Nutra-se com confiança das lágrimas e do sangue do adolescente",[20] no lugar de lágrimas daquela que ama mais, mas aquela que ama mais, cedo ou tarde, trai.

Lautréamont livra aqui o sentido de seu drama da rebelião contra Deus. Deus é uma mulher, sua mãe, a Coisa materna, *das Ding*, "enquanto ela [a mãe] ocupa o lugar desta Coisa (...) o correlato é este desejo de incesto",[21] um incesto que como vimos será realizado com a fêmea do tubarão, presença composta, ao mesmo tempo devoradora e fálica, em que o *real Ich* do autor se coloca na exaltação do horror. Este campo de *das Ding*, "que Freud (...) designa-nos [como] o plano do para além do princípio do prazer (...) aquele que, na vida pode preferir a morte (...), e se aproxima por meio disso (...) do problema do mal, mais precisamente do projeto do mal como tal",[22] ou seja, toda a destruição que atravessa os *Cantos*. Eis o feito extraordinário de Lautréamont que, por sua escrita, foi capaz de nos propor uma imagem da Coisa, sendo que esta se caracteriza por nos ser impossível de imaginá-la. Seria preciso, para isso, que o real não padecesse do significante, mas que se confundisse com ele, no próprio campo do real que é a escrita, em que *das Ding* cessa de ser aquilo que se cala, uma realidade muda.

Lautréamont sofre de ter consciência disso: "(...) a consciência e suas torturas. Ensinei aos homens as armas com as quais se pode combatê-la (...), ela é como a palha espalhada pelo vento. Eu fiz tanta questão disso (...). Como a consciência havia sido enviada pelo Criador, eu achei conveniente não me interceptar a passagem por ela (...). Eu estendi a outra mão e lhe arranquei a cabeça. Expulsei em seguida, a chicotadas, para fora de minha casa, esta mulher, e nunca mais a vi. Guardei sua cabeça como lembrança de minha vitória... Uma cabeça à mão, da qual eu roía o crânio (...), enquanto a pele de meu peito estava imóvel e calma, como a tampa de um túmulo!"[23]

A ausência do Outro nos *Cantos* apenas adquire verdadeiramente toda a sua plenitude no desenvolvimento incessante da rebelião do homem contra Deus, ou seja, como se viu, contra *das Ding*. Nada abranda jamais seu furor blasfematório. Não se trata definitivamente de ateísmo puro e simples; é uma teofobia furiosa que o anima... e como não ver, aí, um imenso amor desiludido? Já foi possível senti-lo nos propósitos sobre a mãe. Maurice Blanchot escreve acertadamente que "revela-se a quem se deu o trabalho de penetrar mais profundamente na sua obra uma das mais surpreendentes e mais autênticas indagadoras de Deus."[24] À constante evocação de Deus, acrescenta-se uma não menos constante explosão contra os homens: "Desde modo, então, horrível Eterno, na figura da víbora, era necessário que [você colocasse] minha alma entre as fronteiras da loucura e os pensamentos de furor que matam de uma maneira lenta (...). Você sabe que eu não te amo, e que ao contrário eu te odeio: por que insistes?"[25]

Deus se torna o grande objeto exterior do qual Maldoror reivindica a estranheza: "Eu quero residir sozinho no meu raciocínio íntimo (...). Minha subjetividade e o Criador, é demais para um cérebro."[26] A razão é sempre a mesma, de um Outro que seria apenas um pequeno outro, um duplo ameaçador.

Ou, se ele está em posição de majestade, esta é apenas excrementícia: "(...) até que eu percebesse um trono, formado de excrementos humanos e de ouro, sobre o qual reinasse, com um orgulho idiota, o corpo coberto com uma mortalha feita de lençóis sujos de um hospital, aquele que se intitula de o Criador!"[27]

Senão, um canibalismo culmina nesta devoração: "Ele lhe devoraria primeiro a cabeça (...), remexendo o maxilar inferior, que agitaria sua barba cheia de miolos. Oh leitor, este último detalhe não é de dar água na boca? Não come quem quer de um tal cérebro, tão bom, tão fresco..."[28] Esses miolos frescos ressoarão nos ouvidos dos leitores de Lacan por sua referência, em seus *Escritos*,[29] do caso de um analisante de Ernst Kris, o qual ia comer miolos frescos após suas sessões, a fim de responder a seu analista que queria tranquilizá-lo quanto a seu receio de plágio. Ele os comia realmente, mas eles estavam no lugar de uma representação simbólica. Para Lautréamont, é o inverso: o que poderia passar por uma representação simbólica acaba sendo apenas o real que porta o significante.

Lautréamont tem uma única ideia, a de um S_1 sozinho. E quanto ao S_2? Ele o diz em termos raros para nós: "Sentado na carroça, sou conduzido à binaridade das vigas da guilhotina". Logicamente, o diálogo, é a morte; há apenas um monólogo e Deus é, ele próprio, aquele que eleva até as dimensões do universo e transforma em potência cósmica seus gostos em uma megalomania inesperada.

No *Canto III*, a descrição de Deus é retomada sob a forma de um homem velho, completamente bêbado, patético e desprezado pelos animais.

Pôde-se escrever que esse livro mágico e torturado era o arquétipo de uma obra de talento. Ele permanece como o mais desconcertante da literatura francesa e levanta muitas questões, trazidas por vários julgamentos feitos por escritores conhecidos que oscilaram entre a inépcia, a loucura, o delírio e a genialidade. Em todo caso, escreve Maurice Blanchot, ela está "em ruptura manifesta com as finalidades do discurso, não se preocupando nem com a ordem, ou com a unidade, nem com a permanência de uma lógica (...), [ela] representa (...) um impulso no vazio."[30]

O que surpreende é a ironia. A ironia, diz Jacques-Alain Miller, é a forma cômica que toma o saber que o Outro não sabe, ou seja, que esse Outro do saber não é nada. Enquanto o humor se exerce do ponto de vista do sujeito suposto saber, "a ironia só se exerce onde a questão do sujeito suposto saber está consumada". Isso não nos surpreende, uma vez que, ao longo dos *Cantos de Maldoror*, Deus é posto em questão. Como se viu, ele é irrisório e, contudo, constantemente evocado. Se a palavra é a morte da coisa, o objeto não está em causa, mas o Outro, Deus é a vítima desse assassinato, Maldoror deve tomar-lhe o lugar. Que a palavra tenha que se haver com a morte significa dizer que a palavra é a morte, a pulsão de morte, a única que opera nos *Cantos*, levada ao extremo da destruição completa do outro, do pequeno outro – poder-se-ia dizer da criança ou da menina –, e não do Outro, que não existe.

Contrariamente ao paranoico, não se trata de um objeto no Outro, mas de destruir, para fazer suplência ao simbólico falho, tampouco se trata, para Lautréamont, de tomar o lugar desse objeto cuja destruição o levaria ao suicídio melancólico. Não há objeto; o próprio Outro é visado pela destruição, que, por ser anunciada e remoída como tal, repete-lhe novamente um tipo de presença.

Nessas condições, o significante, longe de irrealizar o mundo, torna-o real e faz das palavras lâminas cortantes que dilaceram. Para retomar as palavras de Maurice Blanchot, "o trabalho de uma força que (...) aumenta a violência cristalizante da linguagem, engrossa as palavras, torna-as mais pesadas e mais instáveis."[31]

O próprio Lautréamont o diz quando fala de "contradições, reais e inexplicáveis dos lobos do cérebro humano". Não está muito longe das neurociências e da genética, especialmente estadunidenses. Está mais perto do pesadelo de seus *Cantos*, quando ele escreve: "Agora não estamos mais na narrativa, infelizmente, chegamos ao real".

Não poderíamos evocar o real da linguagem em Lautréamont sem reconhecer que a linguagem foi para ele basicamente escrita, isto é, um real por natureza. Ele sabia disso? É possível pensar assim, considerando o gosto precoce que demonstrou pelas matemáticas, a ponto de orientar-se, por um tempo, em direção à Escola Técnica. Há também nos *Cantos* um hino às matemáticas: "Aritmética! álgebra! geometria! grandiosa trindade! triângulo luminoso! Quem não vos conheceu é um insensato! Mereceria experimentar o maior dos tormentos; pois ele tem um desprezo cego em sua ignorância imprudente; mas aquele que vos conhece e aprecia nada quer dos bens terrenos; contenta-se de seus gozos mágicos..."[32]

O real, entre a escrita e as matemáticas, foi abordado por Lacan em *O sinthoma*: "(...) é por meio desses pedacinhos de escrita que, historicamente, entramos no real, a saber, que paramos de imaginar. A escrita de letrinhas matemáticas é o que suporta o real."[33]

Lautréamont, como se viu, levantou muitas questões. É muito difícil dizer quem ele foi, mas sua obra extraordinariamente poética e desconcertante nos oferece sua estrutura: para nós, ela é autística.

Lembremos os pontos de estrutura que desenvolvemos no autismo: destruição-autodestruição em relação com uma pulsão de morte – ligada às palavras no real portadoras da morte da coisa – sem a linguagem nem a dialética significante por onde um significante representa o sujeito para outro significante – sem Outro, logo sem objeto *(a)*, do qual o Outro é portador para o sujeito e que promove a alteridade – sem outro, mas com o duplo – sem o especular, mas com o espelho no real.

A nosologia deu pouco lugar a esta estrutura autística. Não lamentamos a ausência de comentários psiquiátricos dos *Cantos de Maldoror*, mas muitos autores profanos o fizeram.

Num primeiro tempo, Ducasse passou por louco aos olhos de Léon Bloy – o que talvez não surpreenda, dado o furor blasfematório do autor. Ele chega a falar de "deslocação"; seria isso em referência ao sintoma bleuleriano da esquizofrenia? Rémy de Gourmont ratifica esta opinião de loucura. Verlaine parece aferrar-se neste sentido, pois ele se abstém de incluir Ducasse em sua galeria de "poetas malditos".

Na sequência, no início do século, Valéry Larbaud, Léon-Paul Fargue e Max Jacob retiram os *Cantos de Maldoror* do esquecimento, antes que os surrealistas o levassem ao auge dos limites da criação poética e fizessem deles o motor do espírito poético moderno. André Gide situa Lautréamont acima de Rimbaud. Edmond Jaloux fez dele um gênio noturno fascinante. Mesmo Eluard reconhecia, neles, a verdadeira poesia. Philippe Soupault se insurge contra as acusações de insanidade de um homem de quem não se compreende a angústia. Muitos outros manifestaram sua admiração, como Maurice Blanchot, que recordou "a verdade de seu mito".[34]

Durante muitos anos, comentadores e críticos literários oscilaram entre a ausência completa de lucidez em Lautréamont, e, no extremo oposto, uma clarividência, uma perspicácia, uma explosão vulcânica de lençóis subterrâneos, seja uma criação admiravelmente consciente e ao mesmo tempo estranha à consciência. Isso evoca um discurso inconsciente a céu aberto: basta um passo. Maurice Blanchot diz: "Se o escarnecimento introduz na ordem 'sensata' da linguagem uma discordância embaraçosa, há, contudo, nesta ironia (...) uma garantia de lucidez".[35] Isso é o contrário do delírio!

No entanto, diremos, de preferência, que o mais embaraçoso, o mais perturbador é encontrar em Maldoror ressonâncias pulsionais em estado bruto, por assim dizer. Trata-se disso? Ou é o leitor que as acrescenta, não sem horror? Nas cenas de destruição, de antropofagia, de copulações insólitas, em que o culpado se confunde sempre com o leitor tomado em falta, é realmente de Ducasse que ele fala, usando um nome emprestado, seja seu nome de autor, Lautréamont, seja seu nome de herói, Maldoror? A cada momento, de fato, no texto, Maldoror se transforma em "eu" e vice-versa, e pode passar também a um "tu" indefinido, endereçando-se ao seu duplo. A impressão que fica é de um texto com um fim em si mesmo, que não pretende comunicar simbolicamente seu objeto, que, aliás, não há. Também não há imaginário. Ele é substituído por um real com o qual ele está em continuidade. Sem simbólico, com um imaginário no real, onde pode estar o sentido, senão na interpretação do leitor surpreso?

Blanchot, no prefácio dos *Cantos*, tenta apreender tal sentido: "Ler Maldoror é consentir com uma lucidez furiosa na qual o movimento de envelopamento do abraço continua sem trégua, só se deixa reconhecer quando chega a seu termo e como a realização de um sentido absoluto, indiferente a todos os sentidos momentâneos (...) para alcançar o repouso de uma suprema significação total (...), subtraída da clareza ideal das palavras, [que] é apenas a obsessão final impressionante e obsedante, de um poder em desacordo com todos os sentidos possíveis". Lacan, a respeito de Joyce, define "o sentido como o Outro do real".[36]

Vimos em Baudelaire uma fonte privilegiada dos *Cantos de Maldoror*. É verdade que *As Flores do Mal* foi publicado dez anos antes e os *Pequenos Poemas em Prosa*, em 1863. Não é nosso propósito comparar os temas da potência absoluta do mal ou da densidade satânica, que estão em igualdade em tais autores, pois o que nos interessa

114

é interrogar a estrutura. Vimos em Baudelaire as mesmas obsessões que em Ducasse. Entre os numerosos exemplos, extraímos dois, um concernente à criança, e o outro, à bem-amada, presente em *As Flores do Mal*. Estes versos de *Bênção*: "E minhas unhas, como as garras das Harpias, /Hão de abrir caminho até seu coração."[37] E os últimos versos de "Uma Carniça": "Então, querida, dize à carne que se arruína,/ Ao verme que te beija o rosto,/ Que eu preservei a forma e a substância divina/ De meu amor já decomposto!".[38] Qualquer que seja a violência do poeta, contudo, não diminui sobre nós a dominação de seu discurso, pois, há um Outro para ele: é a bem-amada, o Outro materno, a mulher ou Deus, alguém a quem é reservado "uma pira funerária consagrada aos crimes maternos".

Quanto ao bestiário de Baudelaire, não lhe falta um mundo, mas é um mundo metafórico, aquele da "coleção infame de nossos vícios", metáfora no significante e não metamorfose no bestiário de Maldoror. Assim, para além da potência da imagem, encontramos, aqui, um verbo que se afirma e ressoa em nós, não como um real isolado, mesmo se ele nos faz abordar, como Lacan nos diz a respeito: "(...) o homem se coloque no lugar do lixo que ele é – pelo menos aos olhos de um psicanalista, que tem uma boa razão para saber disso, pois ele mesmo se coloca nesse lugar. É preciso passar por esse lixo, decidido para, talvez, reencontrar alguma coisa que seja da ordem do real".[39] Onde a psicanálise e poesia se encontram!

A razão, a causa do discurso de Baudelaire é, como ele proclama a cada momento, seu amor por uma bem-amada que apenas encontra toda a sua dimensão em uma nostalgia regressiva, seu *"spleen"*[40] (baço). Todo o seu significante poético o exacerba, tragicamente e em vão, em direção a *das Ding*, o que o divide, mas o inspira fundamentalmente.

Tal regressão, também a encontramos em Hölderlin, fascinado pela harmonia da natureza e dos deuses, representados por ele pela Grécia, onde esperava encontrar o amor e a vida; mas encontrou igualmente a morte, a de Empédocles engolido pelo Etna. O amor de Diotima não o salva – pois ela morre – de sua própria morte, que dura trinta e sete anos no isolamento silencioso do alto da torre do carpinteiro de

Tübingen. Sua vida neste mundo tornou-se a de uma criança. Pode-se falar de esquizofrenia?

Nada semelhante em Lautréamont. Concordamos com a conclusão de Maurice Blanchot: "Lautréamont não podia morrer na loucura, sendo que nasceu da loucura, nem na infância (...). Voltar atrás não é possível a quem já sofreu a prova do retorno, superou-a e, neste esforço, realmente renasceu. Lautréamont (...) quis se dar à luz e assumir integralmente a responsabilidade de seu próprio começo".[41] Acrescentaríamos: esse foi também seu fim.

CAPÍTULO XI

O PRESIDENTE WILSON
Ser o duplo do pai

Não é de se espantar que Freud tenha se sentido interpelado pela monstruosidade do Tratado de Versailles, certamente como austríaco, mas também enquanto um homem que podia pressentir o sofrimento que iria se abater sobre a Europa e sobre a civilização ocidental, tão pouco tempo depois do cataclismo da Primeira Guerra mundial. Seu encontro com William C. Bullitt, estadista estadunidense com quem ele mantinha uma amizade há vários anos, definiu um projeto em comum. Embora o projeto de Bullitt fosse o de escrever um estudo histórico sobre o Tratado de Versailles e seus principais atores, Freud só se propôs a colaborar com o capítulo concernente ao estudo psicológico do caso Wilson. Essa participação parcial de Freud em sua obra pareceu tão insuficiente a Bullitt que entre os dois começaram longas negociações sobre a obra a ser escrita, a qual terminou no livro que temos hoje sobre um único desses atores de Versailles, Thomas Woodrow Wilson. Para chegar a isso foi preciso nada menos que seis a oito anos de trabalho e longas discussões entre os dois autores, mobilizando tanto a experiência de Bullitt, que tinha sido um colaborador próximo de Wilson ao longo das peripécias da discussão do Tratado de Versailles, como também o estudo de numerosos documentos e testemunhos. Foi o que Freud fez com Schreber e que vai muito além de um simples estudo psicológico, pois, como ele o diz no prefácio, "adotamos o ponto de vista psicanalítico para examinar nossa questão e usamos sem reservas hipóteses e termos psicanalíticos".[1] O livro só aparecerá nos Estados Unidos após a morte de Freud, em 1966.

Inicialmente, contudo, podemos apenas nos mostrar sensíveis ao que muito impressionou Gérard Miller: "Ninguém foi tão detestado pelo fundador da psicanálise".[2] Ele cita Freud: "Quando um autor escreve o que pensa de um personagem histórico, ele raramente negligencia afirmar a seus leitores, desde o início, que se esforçou em ficar livre de todo o preconceito de qualquer parcialidade (...). De minha parte devo começar minha contribuição a este estudo psicológico de Thomas Woodrow Wilson, pela confissão de que a pessoa do Presidente americano (...) desde o início, me pareceu antipática, e que esta aversão aumentou com os anos e à medida que eu sabia mais sobre ele..."[3]

Como Gérard Miller, também poderíamos nos espantar, pois uma tal aversão como a de Freud por Wilson volatilizava toda a "neutralidade benevolente" de Freud em relação a seu "paciente". Na realidade, tal aversão, longe de constituir um freio, foi uma causa que impulsionou Freud a escrever esse livro com seu amigo Bullitt, não sem que, ao longo do trabalho, frequentemente surgisse uma atmosfera de conflito. Contudo, Freud não mudará jamais de opinião: "A seus olhos, nenhum qualificativo foi duro o suficiente para este Presidente dos Estados Unidos em quem ele não via nada além de um devoto alienado, um mentiroso instável, e um idealista patético – pior ainda, um fanático criminoso."[4]

Que tipo de objeto, logo, foi um Wilson para Freud, que fez dele esse personagem teratológico, enquanto um Schreber, psicótico comprovado e delirante, lhe inspirou todas as suas opiniões geniais sobre a psicose, o significante e a estrutura? Não foi evidentemente por essa via que Wilson permanece, apesar de tudo, um tremendo objeto freudiano. Aliás, Freud escreve em seu prefácio: "Os loucos, os visionários, os alucinados, os neuróticos e os alienados, desde sempre, desempenharam grandes papéis na história da humanidade, e não apenas quando o acaso do nascimento lhes transmitiu a soberania.

Geralmente, produziram grandes devastações; mas nem todas as vezes. Tais seres exerceram uma influência incalculável sobre sua época e sobre aqueles que se seguiram, lançaram importantes movimentos culturais e fizeram grandes descobertas. Puderam fazê-lo, por um lado, graças à parte intacta de sua personalidade, isto é, apesar de suas anomalias; mas, por outro lado, quase sempre foram precisamente os traços patológicos de seu caráter, a assimetria de seu desenvolvimento, o reforço anormal de alguns desejos, a entrega sem reservas nem discernimento a um fim único, que lhes dava a força para implicar os outros em seus seguimentos e vencer a resistência do mundo"[5].

Por que, então, Wilson aparece, sob a pena de Freud, não apenas como um objeto de estudo, mas como um objeto de horror? Isso se deve, como o veremos, a toda a *dramatis personae* de Wilson, que coloca em primeiro plano – e é pouco dizer – a relação pai/filho, que foi, como se sabe, o centro da reflexão freudiana e que, no caso de Wilson, foi uma relação dual, nos antípodas de Édipo, uma relação autística com o pai, como veremos. Para Freud, não seria algo de insuportável e, mesmo, um retorno do recalcado freudiano?

O que se impõe, de início, desde a infância de Wilson, do ponto de vista da estrutura, é sua relação à palavra e à linguagem que se instaura na relação com seu pai. Esse pai era pastor presbiteriano e tornou-se, para o pequeno Tommy, sua paixão dominante e, depois, o maior personagem de sua adolescência, mesmo, de toda a sua vida. Ele o chamava "meu incomparável pai"[6]. Tal afeição sem bordas para o homem que foi seu pai situa essa relação em um real passional que chegará a colocar em questão para Tommy a função paterna, isto é, aquela do Nome do Pai. Sabe-se dessa ausência pelo que Lacan estigmatizou na estrutura de Schreber – que também teve um pai incomparável ou, pelo menos, um pai que ocupava todo o lugar. Ele reconhece, em um primeiro tempo, o ponto de virada, fecundo, de entrada na psicose. No entanto, em Schreber, tratava-se de uma psicose paranoide. Veremos os elementos diferenciais da estrutura de um Wilson, a propósito do qual, contudo, Freud não deixa de evocar um deslizamento às vezes iminente em direção à psicose.

Entre a palavra e a linguagem, o pequeno Tommy foi levado a fazer uma escolha pela palavra, e nisso esteve fortemente orientado pela pessoa "pregadora" de seu pai. Na escola, ele trabalha mal e sua frequência nunca era regular, impedido por sua saúde frágil, que assim permanecerá por toda a sua vida, esmaltada por numerosos episódios respiratórios, digestivos, nervosos, depressivos que o reenviaram à proteção familiar. Seu pai o convidava a concentrar toda a sua atividade sobre a palavra e o amor pelas palavras, o que não é nem linguagem, nem significante. O amor pelas palavras, com efeito, não é gozo, o que é o significante, no início. Sabemos que, com efeito, o gozo se liga ao significante unário de "lalangue" e cessará de ser para o sujeito seu representante, o que em caso algum será a palavra. Ela será apenas o signo do poder do Outro, em particular, do estadista.

Para Wilson, o paradigma será a figura fascinante do primeiro-ministro britânico Gladstone, pronunciando seus discursos convincentes na Câmara dos municípios. Da mesma forma, a Antiguidade será dominada para ela, por um orador: Demóstenes. A palavra não é o S_2 do Outro, pois não é um significante que coloca uma barra sobre o Outro, na medida em que ele fala. Que é, então, senão, ao inverso, um elemento real que dá testemunho da potência do Outro e de seu estatuto absoluto? O pai de Wilson poderia ter sido a seus olhos o depositário, mas nada lhe valia a figura de Deus para endossar um tal absoluto da palavra. Nesse lugar, vê-se que a palavra é pouco propícia para pôr uma barra sobre o S do sujeito, e a megalomania torna-se inevitável por pouco que o interessado, sobre o modo de relação que estabeleceu com o seu pai, arrume um Deus que ele acreditava tê-lo escolhido para uma grande tarefa. Assim, ele se sentia guiado por uma potência dotada de inteligência, a qual se encontrava fora dele, que jamais teve a menor dúvida religiosa. Quando ele tomava a palavra, observou Baker, seu biógrafo, "ele tinha o ar de possuído! Ele colocava em um único discurso uma paixão intensa que teria sido suficiente para uma meia dúzia de alocuções comuns."[7] O passo seguinte de sua ambição será tornar-se um homem político, isto é, um ministro ditando a lei de Deus à sua tropa. Esse Outro absoluto, divinizado, sem falta, todo-poderoso, gera a megalomania do sujeito, a qual toma lugar – o que é a regra para o ditador.

A foraclusão significante do Nome do Pai se decide na relação Pai/Filho ao ser do Filho único de Deus, o Pai.

Tal é a primeira leitura que se impõe pela estrutura do caso Wilson, inteiramente no real de uma palavra que o deixa fora da linguagem.

Um elemento fundamental de uma tal estrutura, ligada exclusivamente à palavra, é a ausência do estágio do espelho. A relação ao outro, ao semelhante, depende disso: ele se torna o duplo. Acontecia a Wilson, mesmo com mais de 20 anos, gesticular diante do espelho; ele não encontrava no espelho os dois tempos do especular – a jubilação e a perda do inespecularizável –, mas encontrava o signo do outro, a palavra, e ia, então, fabricar discursos do alto da cátedra paterna. Igualmente, ele podia percorrer os bosques de Princeton, e endereçar palavrórios às árvores. Ele era o orador que se endereçava a um auditório imaginário, tomando o lugar de tal ou tal orador célebre, fosse Demóstenes, Daniel Webster ou Gladstone.

Vimos até agora como a estrutura de Wilson se estabeleceu no pré-genital a partir da palavra e de seu fracasso significante. As consequências sobre a sexuação e sua vida sexual só poderiam ser consideráveis.

Nós temos poucos traços de sua vida amorosa heterossexual, enquanto esta se diferencia da relação ao duplo. Sua vida amorosa reduziu-se a duas mulheres sucessivas que ele teve e fluem na via institucional do casamento. Ele se aborrecia consigo próprio por ser um ignorante a respeito de mulheres. Seu desejo, com efeito, era muito mais motivado por sua ambição ardente de realizar façanhas imortais.

Freud referiu-se muito às relações de Wilson com sua mãe e seu pai. O fracasso significante inicial, contudo, só nos levou a colocar em dúvida a dimensão assegurada do caráter edípico das identificações de Wilson, às quais, justamente, o significante teria faltado para veicular as diferenças. A relação com seu pai se inscreve efetivamente na dimensão do duplo e a divinização desse pai o levará a uma megalomania, tornando-o idêntico a Deus. Então, a vida lhe parece bela, maravilhosa, signos da preponderância, diz ele, da parte de seu pai, naquilo em que ele opõe à parte de sua mãe, sendo ela quem faz com que ele se sinta mal, rabugento e lúgubre – o que, de fato, ele era com frequência –, e que gera seu nervosismo, a dispepsia, a enxaqueca e as depressões que marcam sua vida desde a infância até a morte. Vemos, portanto, como se desenha uma opção entre seu pai e sua mãe, que desemboca sobre o real da identidade e que deixa sua sexuação em uma indecisão, que ele deseja, para não ter que escolher, exceto em certas circunstâncias, que rapidamente se tornam para ele intoleráveis. É o que acontece, por exemplo, quando ele foi recusado por sua prima, em uma primeira tentativa de casamento. Tendo perdido, neste momento, o substituto de sua mãe, ele se apressa em reencontrá-lo, tornando-se ele próprio essa mãe perdida, abandonando o seu nome próprio "Thomas", e mantendo apenas "Woodrow", sobrenome de sua mãe. Assim, ele mergulha ainda mais em sua doença psicossomática.

Ellen Axson, com quem ele se casa em seguida, aos 27 anos, foi para ele, diz Freud, uma esposa admirável na medida em que ela consegue ser um substituto materno, completo e absoluto. Deixemos a Freud a palavra, quando escreve: "Woodrow Wilson possui a maior fonte de forças que pode existir na vida de um homem: o amor sem partilha de um substituto maternal completo."[8] No entanto, acrescenta Freud, não teria ele também por essa via se tornado uma mulher adulta, com seu desejo insatisfeito de ser amada por seu pai como uma esposa? A indecisão sexual de Wilson, que faz dele o joguete real da alternativa do masculino e do feminino, o impele obsessivamente em direção ao que Freud chama "uma formação reativa" considerável, sua tentativa de reorganização do mundo, para recalcar uma quantidade de passividade significativa, após a morte de seu pai.

A morte de Ellen Axson Wilson, em 6 de agosto de 1914, fez as pessoas em seu entorno temerem seu desmoronamento inelutável. Ele próprio dizia não se sentir mais apto a cumprir as suas funções porque não podia mais pensar corretamente, e não podia se impedir de desejar ser assassinado. Se ele encontrava algum consolo junto ao Coronel House, seu colaborador mais próximo, não havia quase nenhuma chance de que este viesse a suprir o que ele havia perdido. Freud escreveu: "Até que ele tivesse encontrado um outro substituto materno, substituía o que ele tinha perdido por si mesmo, como havia substituído sua prima Hattie Woodrow."[9] Essa necessidade de um substituto materno fez com que, depois de um período de tempo surpreendentemente curto, ele se apaixonasse pela Sra. Edith Bolling Galt, que iria se tornar sua segunda mulher, apenas oito meses após a morte de Ellen Axson, logo apagada de sua memória. Na verdade, "ele não poderia viver sem alguém que a substituísse. Ele encontrou tal substituto na Sra. Galt, e, da mais profunda depressão, se ergue rapidamente até o topo da exaltação."[10]

Nessas três mulheres, que parecem ter sido as únicas na vida de Wilson, não é exagerado reconhecer mais objetos narcísicos que objetos de amor, a potência do Outro primordial, e, mesmo *das Ding* sendo preponderante, encontra-se forçosamente colorido por uma ambivalência real, que aparece sob duas vertentes: a de sua relação com a paz e a guerra, e a de sua relação ao duplo.

Ao longo de sua vida, ele sempre se defendeu do que Freud chama "componente de masculinidade". Pode-se igualmente em relação a esse sujeito, evocar uma ambivalência em relação à sua agressividade destrutiva recalcada, da qual sabemos as fontes na vertente do duplo.

O episódio histórico do naufrágio do *Lusitânia* pelos alemães provoca, por exemplo, da parte de Wilson, o envio de duas notas simultâneas a Berlim, "uma nota oficial, erguendo a ameaça de guerra, e de uma nota secreta que tornava a guerra impossível entre os Estados Unidos e a Alemanha durante pelo menos nove meses. O conflito de seu espírito não poderia encontrar melhor ilustração. Por esta iniciativa ilógica, ele expressava igualmente seus desejos de guerra e de paz".[11]

Ele manifesta a mesma ambivalência em muitas outras ocasiões, uma ambivalência que estava sempre presente, que insistia. Ele seguiu o seu sonho de ser o Príncipe da paz. Mesmo com a entrada dos E.U.A. na guerra, ele não podia ver, e ele dizia que era uma cruzada para a aplicação dos princípios do Sermão da Montanha. Ele pensava que Deus o havia escolhido para dar ao mundo uma paz justa e durável. O essencial de seu ser era aquele do Filho de Deus, como vimos – desde o início Freud fala de uma fixação –; e se a guerra, na sua violência, se impunha, ele se abatia sobre ideais como alvos da Guerra, "ideais, unicamente ideais, e foi isso que ganhou a Guerra",[12] declarou.

As reuniões dos atores do Tratado de Versailles, Clemenceau, Lloyd George, Orlando e ele próprio, conduzem forçosamente a discussões e confrontos. Em um destes tais confrontos, em abril de 1919, ele teve a impressão de que era rejeitado e de que ninguém o amava. Então, mergulha em uma depressão nervosa e física total: ataques violentos de tosse que o impediam de respirar, quarenta graus de febre, diarreia abundante, vômitos, crispação nervosa em todo um lado do corpo e em seu olho esquerdo, rosto enfurecido. Ele pagava caro somaticamente por sua violência interna contra os outros. Ele encontrou finalmente uma saída – "recomeçando a olhar o mundo com os olhos do pequeno Tommy", escreve Freud, seja pela regressão, seja pela elaboração de um pesadelo: "Ele pintava o exército francês entrando na Alemanha, destruindo cidades inteiras com meios químicos, massacrando as mulheres e as crianças, fazendo a conquista de toda a Europa que, em seguida, seria submergida por uma revolução comunista".[13] E ele repetia frequentemente: "A Europa está em fogo: eu não devo jogar óleo sobre o fogo!",[14] o que sinaliza bem a natureza do que ele tinha recalcado: a pulsão de destruição, da qual vimos o fragmento em sua autodestruição.

Não é surpreendente, com uma estrutura mental facilmente nos limites extremos, que ele mantenha suas defesas e se oponha a enfrentar dificuldades e problemas desagradáveis. Aqueles que o cercam notam, com efeito, que se lhe é exposto uma coisa desagradável, tem-se a maior dificuldade para obter sua atenção. É um traço, entre outros, que ele compartilha com tal ou tal ditador.

Essa vertente da destruição foi imposta a Wilson pelas circunstâncias da guerra, em exterioridade, o que poderia manter o recalque de sua própria tendência, tanto quanto o que motivava o cerne de sua estrutura: o duplo, que tomou o lugar da identificação; como já se viu, tanto com sua mãe quanto com seu pai. Mais ainda: desse duplo, ele não faz mistério; foi, ao contrário, muito consciente e, até, provocador. O exemplo mais típico é o coronel House, de quem temos o testemunho, assim como o de Wilson. Efetivamente, House escreveu em seu diário: "Algumas semanas após nosso primeiro encontro, no qual nós trocamos confidências que os homens só comunicam depois de anos de amizade, eu lhe perguntei se ele se dava conta do pouco tempo que havia transcorrido desde que nós nos conhecemos. Ele me respondeu: 'Meu caro amigo, nós nos conhecemos desde sempre'." No ano seguinte, Wilson afirmará: "O senhor House é o meu duplo. É o meu eu independente. Seus pensamentos e os meus são idênticos."[15] Mais tarde, acontecia a Wilson de ele ser incapaz de se recordar se uma ideia vinha dele ou de House, e de expor a House como vindas dele próprio ideias que House havia lhe sugerido. Os milhares de fatos que pudemos recolher sobre a amizade entre estes dois homens mostram que House representava no inconsciente de Woodrow Wilson o pequeno Tommy Wilson. Uma vez mais, por meio de uma escolha de objeto narcísico, Wilson restabelece as relações que ele sustentou, quando criança, com o seu "incomparável pai".

Essa amizade durou toda a sua vida, não sem tempestades, evidentemente, por causa do peso narcísico de um lado privador de identificação do outro, que ocorre em função da relação com o duplo, em que o registro do real é preponderante. Encontra-se, de maneira evidente, o predomínio da palavra sobre a linguagem e o significante. Vê-se como o escutado da palavra do outro, do semelhante, vem no lugar do que está em jogo para o pequeno sujeito, no momento de sua entrada no significante, entre o significante mestre S_1, aquele do gozo prévio, e o objeto *(a)*, que cairá na etapa seguinte, em que a barra ao gozo vai se fazer por meio do S_2 do Outro, não sem colocar a barra sobre esse Outro. O "pai incomparável" havia impelido seu filho em direção a essa palavra que deveria ser tudo para ele, contrariamente ao não todo do S_1. Wilson fez disso uma "falsa eloquência", pode-se dizer, em oposição à verdadeira eloquência pascaliana: "Wilson tinha uma capacidade extraordinária de ignorar os fatos e fé imensa nas palavras. O sentimento que ele experimentava em relação aos fatos e às frases era exatamente o inverso daquele de um homem da ciência. Ele não podia suportar que uma frase fosse massacrada por fato refratário. Ele adorava ver um acontecimento desagradável suprimido por uma bela frase. Quando ele inventava uma frase, tendia a acreditar nela quaisquer que fossem os fatos."[16] Essa via permanece completamente fechada ao encontro com o espelho, ao especular. Assim é para Wilson; nenhuma imagem lhe faz signo, a ponto de sua religião ser dominada por um sermão, com exclusão de uma imagem, central, todavia.

Freud faz uma referência clássica e edipiana ao supereu na estrutura de Wilson e, contudo, inúmeras vezes, ele evoca o risco que Wilson corria da psicose: primeiramente, em função dos ideais grandiosos do supereu, que exige o impossível do eu e nutre a ambição de proezas imortais; uma outra vez, ele a evoca na identificação ao salvador da humanidade, que o priva de toda autocrítica e o faz deformar o mundo dos fatos. Mas, ao mesmo tempo, é sua obediência absoluta a Deus que o salva da paranoia, diz Freud. Na realidade parece-nos que mais do que um supereu edípico, resultado da identificação com o pai, secundário ao desejo de matá-lo, temos aqui o que descrevemos nos casos de crianças pequenas, um supereu precoce que pode ser devastador na medida em que é a construção de uma estrutura significante do sujeito totalmente incompleta, de uma estrutura autística.

A palavra está presente, mas falta a linguagem, isto é, a estrutura significante, o que deixa o sujeito exposto, não a uma divisão significante que se funda pela passagem de $(S_1\text{-}a)$ ao par significante $(S_1\text{-}S_2)$, mas uma divisão no real, tudo masculino ou tudo feminino. "Todos os seres humanos são bissexuais"[17], escreve Freud. Eis o que nos faz pensar, quando ele escreve a propósito de Wilson, exposto à alternativa masculino/feminino e só encontra um ou outro pelo mesmo duplo do duplo.

Que podemos concluir sobre a estrutura de Wilson? Ao interrogarmos a foraclusão do Nome do Pai, Wilson não seria clinicamente psicótico. A relação com seu pai implicava pouco um pai simbólico, mas, sobretudo, um pai imaginário, mesmo real, que era o suporte de uma relação ao duplo. Ora, nós sabemos que a reversibilidade da foraclusão do Nome do Pai é impossível pela falha no significante que a funda. A relação de Wilson com seu pai idealizado e através do duplo pode fazer suplência? Suplência imaginária no limite do simbólico, em lugar da identificação, não ao Nome do Pai, que é o pai morto, e que não é a fonte da identificação, mas ao Pai do Nome – e Wilson chega até a colocar a questão desse nome.

Freud, mais de uma vez, evocou um deslizamento possível em direção à psicose, particularmente em direção à eclosão de uma paranoia. No entanto, nós dizemos: se há psicose, ela não é paranoica, mas autística. Com efeito, manifestação psicossomática e, mesmo, hipocondríaca, estão presentes na sua vida, mas em nenhum momento Wilson constrói um delírio como na paranoia, isto é, uma tentativa de cura pelo preenchimento do que Freud chama de um "branco" na estrutura significante. Contudo, pode-se reconhecer que havia em Wilson uma falha inicial no significante. Pode-se dizer que essa falha era o inverso da de um Schreber. Este, de fato, tinha como primeira preocupação completar o Outro, fazer-se de seu objeto, segundo uma dialética do Outro e seu objeto na paranoia que não existe no autismo. É enquanto objeto que Schreber deve tornar-se a mulher de Deus, "ser a mulher que falta aos homens". Da mesma forma, Robert, a Criança do lobo, tenta mutilar-se para restituir ao seu Outro o que ele teria querido tomar dele, ou o que ele crê lhe ter pego, afim de que a seu Outro nada falte, que ele não seja descompletado, única condição a seus olhos para que ele seja salvaguardado. Assim, na paranoia, o Outro está em perigo, o perigo é aquele do Outro, e o sofrimento é de nada conseguir e, até, de dever-lhe tudo. Repetindo: trata-se da salvaguarda do Outro, pois ele deve existir não barrado, no absoluto, e o paranoico está encarregado disso, evidentemente, no real.

A falha do significante em Wilson, por mais primordial que seja, não produz o mesmo efeito, pois o Outro de Wilson, se ele existe, não corre nenhum risco de ser descompletado. Já não se trata de "nada deve lhe faltar", mas de "nada pode lhe faltar". Ele não é o Outro do objeto, a quem tudo era devido para lhe evitar qualquer perda (risco sempre presente, uma vez que o objeto do qual é suposto portador poderia causar o desejo do sujeito). O objeto, com efeito, não está em causa, mas a palavra disponível ao infinito, que, portanto, não priva o Outro, mas que pode ser tomada por se fazer igual a ele, seu duplo, indestrutível, não encetado: enfim, Deus o Pai, "o pai incomparável". Então, que isso não se sustente, a filiação encontra seu perfil e o filho – Deus o Filho, o duplo do Pai – trabalhará para entregar as palavras do Sermão da Montanha, livre para tomar o lugar, fazer ou ser o duplo.

O polo materno se revela de uma forma menos gloriosa, um polo portador de maior sofrimento, "lúgubre", isto é, marcado pela morte, que se perfila às vezes muito ameaçadora, uma vez que a crença de um abandono se faz muito presente. É preciso notar que, aqui também, ao contrário de Schreber, para quem a crença é a de um abandono de seu Deus, "muito pronto a esvaziar os lugares", trata-se, para Wilson, de um substituto materno, isto é, uma fonte de amor pouco confiável, de um amor que Wilson encontra, contudo, com suas duas esposas. O que vinha de seu pai o levava mais longe, diz ele, em direção ao amor da humanidade, muito mais que ao de seu semelhante.

Parece, enfim, insustentável falar de esquizofrenia para Wilson, senão a se referir à sua capacidade extraordinária de ignorar os fatos e sua fé imensa nas palavras. Nada que pudesse evocar um delírio, mas sobretudo o que nós dissemos desde o início: uma divinização "do todo da palavra". É nisso que ele acreditava, sua religião pessoal, e se outro diante dele a colocasse em dúvida, desencadeava em seu corpo sofrimentos, a cargo do real, pela autodestruição sua castração, e mesmo seu sentimento de morte iminente. Sabe-se que ele associava essas crises ao que ele tinha herdado de sua mãe, e que a palavra do pai – que palavra! – não tinha sido levada em conta. Essa palavra então lhe faltava, nós o diremos, autisticamente.

Resta-nos, para concluir, levar em conta a carta de demissão que lhe enviará William C. Bullitt, em 7 de maio de 1919, antes mesmo da assinatura do Tratado de Versailles. Essa carta é uma obra-prima de clarividência quanto à História, a qual iria se escrever e a qual ele próprio chama de um "século de guerras futuras". Ele estigmatiza a injustiça das decisões da conferência de paz e as passa em revista, da China a Dantzig et la Sarre, sem esquecer a Europa central, que produzem novos conflitos internacionais inevitáveis. Ele se arrepende e censura Wilson de ter negligenciado a opinião mundial, mantendo as discussões a portas fechadas, e de ter tido "tão pouca fé" nesses milhões de homens de todas nações que tinham depositado nele sua confiança.

Admirável carta, de uma visão incomparável, infelizmente profética, e que diz, no tocante à História, pela realidade dos fatos, o que tinha sido foracluído por Wilson, divagando nas palavras e em seu gozo autístico.

CAPÍTULO XII

BLAISE PASCAL
A genialidade – discurso científico e discurso religioso

Que Pascal seja um dos expoentes da cultura francesa é o que se destaca dos inúmeros trabalhos que suas obras suscitaram por quase trezentos e cinquenta anos. Ainda vivo, o estilo de *As Provinciais* lhe conquistou um público europeu. Sra. Sévigné, em sua correspondência (24 de abril de 1689), reconhecia sua genialidade com a língua, não sem observar de maneira fulgurante o que nos interessa: um gozo mortífero. "É verdade que é uma bela coisa escrever como ele. Nada é mais divino. Mas é cruel ter uma cabeça tão delicada e tão extenuada como a sua, que atormenta a sua vida e a interrompe na metade do caminho!"[1]

Dois autores, em seguida, igualmente remotos, Chateaubriand e Voltaire, lhe renderam uma homenagem, certamente diferente, mas de reconhecimento.

Chateaubriand, em seu *O gênio do cristianismo*, apologética social, não pode senão se inclinar diante do drama individual de Pascal: "Existiu um homem que, aos 12 anos (...) criou as matemáticas; aos 16 anos, fez o mais brilhante tratado de cônicos que já se viu desde a Antiguidade; aos 19 anos reduzia em máquina uma ciência que existia inteiramente na compreensão; aos 23 anos, demostrou os fenômenos da pressão atmosférica (...), e depois, naquela idade em que os outros homens mal começam a nascer, tendo concluído o círculo das ciências humanas, ele se dá conta de seu nada e desvia seus pensamentos em direção à religião; quem (...) fixa a língua que falavam Bossuett e Racine, dá o modelo da mais perfeita zombaria, assim como do mais forte raciocínio; enfim quem (...) resolve por abstração um dos mais importantes problemas de geometria e coloca no papel pensamentos que concernem tanto a Deus quanto aos homens: este gênio assustador se chamava Blaise Pascal."[2]

Quanto a Voltaire, deísta, certamente, mas servidor do Deus da razão em seu templo de Ferney, só podia clamar – reconhecendo ao mesmo tempo a genialidade de Pascal – o horror de que era tomado diante do quadro abissal da "Miséria do Homem sem Deus": "Eu respeito a genialidade e a eloquência de Pascal (...). Mas é admirando sua genialidade que combato suas ideias de mostrar o homem em uma face odiosa. Ele obstina-se a nos extraviar como malvados e infelizes (...). Ele imputa à essência de nossa natureza o que pertence apenas a alguns homens: ele diz eloquentemente injúrias ao gênero humano. Eu ouso tomar partido da humanidade contra este misantropo sublime."[3]

Todas as questões que nós podemos colocar se atêm à estrutura extrema que sobressai ao longo da leitura do drama pascaliano, leitura no limite da angústia, "aquela do homem entre dois infinitos", entre o tudo e o nada, entre um gozo mortífero e o nada. Nesses extremos, não surpreende que de alguns possa ter vindo a evocação da loucura se ele tivesse vivido, ou, ao menos, como o afirma Nietzsche, se tivesse morrido mais velho teria renunciado a crer em Deus. Ambivalência ainda entre dois infinitos.

A vida de Pascal, nós a conhecemos por meio de duas pessoas que lhe foram próximas: particularmente Gilberte Périer, sua irmã mais velha, e Marguerite Périer, sua sobrinha, filha da primeira.

A bibliografia de Gilberte é inteiramente orientada pela adoração – a palavra não é excessiva – que ela sentia em relação ao seu irmão, que, para ela, era o paradigma completo da procura de Deus, procura cujo preço era a renúncia a toda satisfação de amor terrestre e, mesmo, a todo objeto pulsional: "Deus, ela escreveu, quis assim fazê-lo tal qual queria que aparecesse diante dele. Meu irmão não pensou, efetivamente, em mais nada e, tendo sempre diante dos olhos as duas máximas que se propusera (de renunciar a todos os prazeres e a todas as super-fluidades), praticou-as ainda com mais fervor como se, premido pelo peso da caridade, sentisse que o aproximava do centro onde deveria gozar o eterno repouso."[4] Quanto à morte de seu irmão, ela a glorificou literalmente no seguintes termos: "(...) o estado de agonia a que se viu reduzido nos últimos anos de sua vida parecia-lhe o meio de cumprir esse sacrifício a terminar com a morte. Encarava esse langor com alegria e víamos diariamente que abençoava Deus com todas as forças da alma. Quando nos falava da morte, que acreditava mais próxima do que se achava então, referia-se ao mesmo tempo a Jesus Cristo, e dizia que a morte, horrível sem Jesus, em Cristo é amável e santa; que é a alegria do fiel e que, em verdade, se fôssemos inocentes, o horror à morte seria razoável porque, sendo contra a ordem da natureza que o inocente seja punido, seria justo odiá-la quando viesse a separar uma alma santa de um corpo santo, mas que era justo amá-la porque separava uma alma santa de um corpo impuro (...)."[5]

"Mas não se pode conhecer melhor (...) esses novos males dos quatro últimos anos de sua vida do que põe essa *oração* admirável que dele aprendemos e que compôs nessa época *para demandar a Deus que lhe desse o bom uso das doenças.*"[6] Não me queixo de nada, ele dizia, "a doença é o estado natural dos cristãos, porque nela nos achamos como deveríamos estar sempre, isto é, no sofrimento, na dor, na privação de todos os bens e prazeres dos sentidos, isentos de todas as paixões, sem ambição, sem avareza, e na espera contínua da morte. (...) E não é grande felicidade acharmo-nos necessariamente no estado em que nos devemos achar?"[7]

Essa perspectiva totalmente cristã do pecado original ecoa, contudo, com uma outra causa que nos interpela mais diretamente em relação às crises compulsivas e catalépticas de Pascal: "(...) o mundo que eu sei verdadeiramente ter sido o assassino daquele que eu reconheço como meu Deus e como meu pai (...). É justo, Senhor, que o senhor interrompa uma alegria tão criminosa quanto aquela na qual eu repousava à sombra da morte."[8] Nós reencontraremos essa questão do assassinato em *As Provinciais*.

Gilberte era dominada de tal forma pela ética do seu irmão, que mesmo com reservas escreveu: "Ouso dizer que não suportava sequer os carinhos que eu recebia de meus filhos; pretendia que isso só podia prejudicá-los e que se devia manifestar a ternura de outros modos. Custei muito a aceitar tal opinião, mas verifiquei mais tarde que nisso, como no resto, tinha razão, e observei, pela experiência, que fazia bem submetendo-me a tais ideias."[9]

É verdade que a genialidade de Blaise só podia impressionar todo seu círculo e especialmente seu pai que ficou viúvo. Com efeito, Blaise perdeu sua mãe aos três anos e seu pai, sem enviá-lo a nenhum colégio, se encarregou sozinho de sua educação, unicamente centrada sobre a aprendizagem nas línguas: francês, latim e grego. E qual não foi sua surpresa ao descobrir a grandeza e a potência da genialidade de Blaise que por si só encontrou a matemática, que, até então, lhe havia sido recusada!

Se Gilberte foi especialmente hagiógrafa de seu irmão, sua sobrinha Marguerite Périer, por sua vez, nos traz elementos biográficos de sua tenra infância, ou seja, de seu primeiro ano de vida. Acontecia com essa criança de ela cair em uma espécie de languidez, em que era tomada por convulsões espetaculares, seja a partir da visão da água ou da visão de seus pais se beijando, e mesmo, se aproximando um do outro. "Isso durou mais de um ano, durante o qual o mal aumentou; ele caía em um tal excesso, que o víamos disposto a morrer."[10] O pai pensa em um feitiço que lhe teria sido lançado e procura uma anciã, que escapa por pouco da fogueira no momento em que, sob o efeito de cataplasma de ervas que ela aplicara no bebê, este cai em um estado de catalepsia, e, depois de algumas horas, sai finalmente do coma, abre os olhos e sorri; ele parece curado e seu pai o confirma, deixando correr água perto dele e se aproximando da mãe. Esse tratamento, porém, é relativo, pois, ao longo de toda sua vida, Pascal estará sujeito a crises de dor, convulsões e perda de consciência, que emergem no momento de uma perda, seja em relação com o que ele considera como a verdade ou – retomaremos, mais adiante – a grande perda de sua vida na idade adulta, aquela de sua irmã Jacqueline, quando esta decide entrar para Port-Royal,[11] após a morte do pai em 1651.

Não podemos interpretar esses sintomas tão precoces, senão sua extrema intensidade implicando a vida e a morte, prefigurando o destino de Pascal. No entanto, a recusa do casamento, do par parental abraçado e da cena primitiva, assim como as convulsões diante da visão ou do som de água corrente, podem evocar um sintoma arcaico, em razão de sua precocidade, que estaria relacionado com a esfera urinária.

Quanto às convulsões com perda de consciência, elas poderiam levar a pensar no caso de Dostoiévski e no diagnóstico de comicidade, o qual, no entanto, no caso de Pascal, nunca foi colocado; mas a componente estrutural e a precocidade dos distúrbios nos reenviam à posição de Freud em relação ao parricídio, que, como se sabe, implica as duas fases sucessivas do gozo da aura e da autopunição da crise convulsiva com perda de consciência, relacionadas com a fantasia do assassinato do pai odiado. Ora, a veneração é a base da relação de Blaise com seu pai, quando este se faz de seu pedagogo exclusivo, mas para lhe ensinar apenas as línguas, excluindo as matemáticas que estavam reservadas para mais tarde, na adolescência. Porém, é desde a infância que Blaise se entrega à leitura de um livro de matemática que encontra na biblioteca do seu pai e, principalmente, que ele reconstitui com barras e círculos as trinta primeiras proposições de Euclides. Isso constitui para Blaise a porta de entrada de um discurso, o discurso matemático, o qual sabemos ser a metade de sua vida e a razão de sua genialidade.

Qual o lugar desse discurso que, de certa forma, ele roubou de seu pai, senão o de uma parte perdida dele, sua mãe, que ele perdeu quando tinha três anos, e seu pai ficou como o responsável por esta privação – sem forçar a interpretação –, a julgar por aquilo que era insuportável para Blaise, a saber, o fato de que seu pai se aproximasse de sua mãe? Mais tarde, ele confirmará sua recusa em aceitar que seus pais fizessem par, em uma carta a Florin e Gilberte, em que exprime toda sua aversão pelo casamento que qualifica como "a mais perigosa e a mais baixa das condições do cristianismo",[12] assim como seu ódio contra os maridos, "todos francos pagãos",[13] e, mais ainda, sua repugnância pela procriação, em que a perda da virgindade é vista, não apenas como uma espécie de homicídio, mas também um deicídio, não restando nada mais aos pais, senão "tentar restituir a Deus em seus filhos o que perderam de habitual por outras causas que não Deus".[14] Vê-se que não se trata, aqui, de assassinato do pai, mas a função deste é reduzida a nada e a precocidade dos distúrbios de Blaise chega a questionar sua cena primitiva.

Essa posição, que não pode ser mais radical, é confirmada em *Pensamentos*, em um estilo admirável: "Não sei quem me pôs no mundo; nem o que é o mundo, nem o que sou eu mesmo; vivo numa terrível ignorância acerca de todas as coisas; não sei o que é meu corpo, o que são meus sentidos, a minha alma e esta parte de mim que pensa o que digo, que medita sobre tudo e sobre ela própria, e não se conhece mais do que o resto."

"Vejo estes medonhos espaços do universo que me cercam, e encontro-me amarrado a um canto desta vasta vastidão, sem que saiba porque estou colocado neste lugar e não noutro, nem por que este pouco tempo que me foi dado para viver me ficou reservado neste instante preciso, e não em outro, de toda a eternidade que me precedeu e de toda a que se seguirá."

"Só vejo por toda parte infinidades, que me encerram como um átomo e como uma sombra, que dura um instante, sem retorno."

"Tudo o que sei é que devo morrer logo e, contudo, o que mais ignoro é essa morte que não poderei evitar."

"Assim como não sei de onde venho, não sei para onde vou: e só sei que saindo deste mundo, cairei para sempre no nada, ou nas mãos de um Deus irritado, ignorando a qual dessas duas condições serei dado eternamente em quinhão. Eis o meu estado, cheio de fraqueza e incerteza. E de tudo isto concluo que devo passar todos os dias da minha vida sem pensar em investigar o que me deverá acontecer. Talvez pudesse encontrar algum esclarecimento para minhas dúvidas; mas não quero dar-me ao trabalho de fazer tal esforço, nem dar um passo para procurá-lo. Tratarei com desprezo os que se esgotam nesse cuidado, pois quero, sem previdência e sem receio, tentar esse grande acontecimento, e quero deixar-me conduzir molemente à morte, na incerteza da eternidade da minha futura condição."[15]

Nem Pai, nem Nome do Pai. Por recorrência, o assassinato retorna, ou de preferência a destruição do pai, que se realiza em um masoquismo autodestrutivo no gozo necessário de um Deus do qual Pascal afirmará, em sua Aposta, que não sabemos se ele existe ou quem ele é.

Seria o pai? Pascal assim o diz na sua *Prece para o bom uso das doenças*, que ele comporá, no final de sua vida. Veremos que esse lugar de Deus está longe de ser unívoco. Esta oração, de toda forma, introduz o assassinato do pai – como qualquer pecador na Igreja pode sentir-se responsável pela morte do Cristo redentor – mas Pascal emprega a palavra "assassinato",[16] um assassinato do qual se acusa por ter conhecido uma "alegria tão criminosa"[17] quanto à de suas iniquidades, ligadas ao mundo que ele frequentou durante um curto período de sua vida.

As longas reflexões espirituais de Blaise, em uma carta a Périer, fazem da morte de seu pai, em 1651, não uma perda cruel e um luto, mas quase uma alegria tingida de esperança: "Não perdemos meu pai no momento da sua morte. Nós o perdemos, por assim dizer, desde que ele entrou na Igreja pelo batismo. Desde então, ele era de Deus".[18] Ele era de Deus mesmo antes de ter filhos, portanto antes de ser pai; mas pelo menos o dogma cristão colocava a vida eterna no lugar do assassinato, que fazia do pai uma criança... de Deus, morto desde sempre. Por essa via, Blaise encontra o "pai morto", segundo Lacan.

O pai de Blaise era alguém que, por vezes, precisava de ajuda, como em Rouen. Quando Blaise tinha 18 anos, seu pai foi assolado por seu trabalho de coletor de impostos e, então, Blaise teve a ideia de sua máquina aritmética para ajudar seu pai. Esse foi o motivo inicial de um trabalho que, entre outros, ocupou Blaise por vários anos.

Mais uma vez, as matemáticas entram na relação com seu pai e pode-se colocar a questão do lugar de um tal discurso para Blaise. Ele próprio nos dá uma chave, quando diz que para ele os números e as letras são feitos de uma mesma matéria, e que ele acredita que o mundo seja constituído a partir dos números. Contudo, como a língua faz parte do mundo, ele a reduz também a números. O mundo é assim estruturado como a língua e tanto um, como outro, estão estruturados como o mundo. É por isso que uma língua desconhecida é "decifrável".

Não é sem nos surpreender que encontramos aqui as regras mesmas da Cabala; isto é, a dimensão oculta, esotérica, mística da tradição judaica, na qual não é o sentido das palavras que importa, mas a lógica das letras, de cada letra na palavra. A Cabala trabalha tanto com as letras quanto com os números, pois a cada letra corresponde um número. Não é essa articulação que serve a Pascal entre os discursos de seus *Pensamentos* e do discurso matemático? Entre o finito e o infinito, encontra-se na Aposta, como na Cabala, o apostador, o homem responsável pela infinitude do divino. Como a Torah, a Aposta não diz que Deus existe ou não existe, nem o que é, mas que ele está presente – para Pascal, muito mais presente que na Trindade – nas palavras e nas letras sob uma forma velada, secreta, ou mesmo geométrica, pitagórica.

É também a base do formalismo matemático: "Este discurso que poderíamos definir (...) por funcionar sem o sujeito (...) se mantém sozinho. Isto implica a construção de uma linguagem que é precisamente o que designamos propriamente, desde então, 'lógica matemática' (...), o que apenas satisfaz à esta condição de uma linguagem sem equívocos; ocasião para destacar o que eu sempre sublinhei, desde o início de minha referência à linguagem: é da natureza do discurso, do discurso fundamental, não somente ser equívoco, mas ser essencialmente feito de deslizamento radical, essencial sob todo discurso, a significação."[19]

Então, o que é esse discurso cuja significação é impulsionada, senão o que Blaise perdeu radicalmente e de que nunca fala: sua mãe, ou melhor, por causa disso seu silêncio, *das Ding*? Sabe-se que sua mãe morreu quando ele tinha 3 anos de idade, mas ele não a teria perdido antes, como o lance inicial de um jogo, o da Aposta, nos dirá, e sobretudo a aposta da vida e da morte?

De tudo que precede, nós só podemos nos alinhar às maiores dúvidas dos autores quanto a saber se Pascal, alguma vez, se apaixonou ou mesmo teve uma vida sexual.

Uma pessoa, pelo menos, foi muito apaixonada por ele, Charlotte de Roannez, filha de seu grande amigo, o Duque de Roannez. Nós não temos mais suas cartas, uma vez que ela as queimou quando se casou. Sabemos somente que ele a encorajou a se consagrar a Deus.

Ele emite a maior dúvida sobre o fato de que se pudesse amá-lo, pois apenas se se poderia amar, nele, as qualidades perecíveis, mas não ele: "Será que me amam? Não, pois eu posso perder essas qualidades sem me perder (...). Pois, estas qualidades que não são de forma alguma as que constituem o Eu (...) são perecíveis."[20] É que, neste momento de sua reflexão, o eu e o ser se confundem. Mas este ser ultrapassa os limites do Um para alcançar "um ser que esteja em nós, mas que não seja nós", definindo, assim, uma extimidade que Lacan cernirá no objeto *(a)*, com suas duas vertentes, uma do objeto universal, como Pascal chama um bem universal ou o reino de Deus, e a outra vertente, a do objeto causa de desejo. Este último é o mal absoluto que faz com que nos odiemos – "o eu é odiável, pois se é odiável por sua luxúria que nos impulsiona a procurar um ser para amar."[21]

A conclusão está em *Pensamentos* e se opõe definitivamente ao "Amar ao próximo como a ti mesmo": "Todos os homens se odeiam naturalmente uns aos outros. Serviu-se como se pôde da luxúria a serviço do bem público. Mas é só fingimento e uma falsa imagem de caridade, pois no fundo trata-se apenas de ódio."[22] Isso é o cúmulo da destruição e da autodestruição.

Para voltar à dissociação entre as qualidades perecíveis e o eu-ser, podemos tomar os termos de Freud: o julgamento de atribuição – as qualidades – e o julgamento de existência, como se faltasse aqui a *Verneinung*, a simbolização necessária. Pascal dá-nos mais que a imagem submissa aos acasos, tal como a sífilis, que pode matar a beleza e o amor.

Esse não foi o caso de sua irmã Jacqueline, que trazia em seu rosto as marcas da sífilis, e que foi nada menos que o único grande amor de Pascal. E que amor! Já que atingiu até a dimensão da relação ao duplo. É nos termos de uma carta de Pascal e de sua irmã Jacqueline à Sra. Périer, em 1º de abril de 1648, que podemos calcular a que cume essa relação chega.

O irmão e a irmã viviam juntos na rua Brisemiche. Pascal escreveu: "Pois como não duvidamos um do outro e como nos asseguramos mutuamente que em todos estes discursos temos apenas por objeto a glória de Deus, e quase nenhuma comunicação fora, não vejo porque possamos ter escrúpulos, enquanto ele provê estes sentimentos. Se acrescentarmos a essas considerações a da aliança que a natureza fez entre nós, e a esta última aquela que a graça também fez, creio que, longe de encontrar uma defesa, encontramos, nessa aliança, uma obrigação; pois acho que nossa felicidade foi tão grande por estarmos unidos deste modo, que devemos nos unir para reconhecê-la e para nos regozijarmos. Pois é preciso confessar que foi propriamente depois deste tempo [....] que deveríamos nos considerar como verdadeiros parentes, e que agradou também a Deus nos reunir em seu novo mundo espiritual, como ele havia feito no terrestre pela carne (...). Deus não apenas nos fez irmãos uns dos outros, mas filhos do mesmo pai pois você sabe que meu pai nos antecipou e nos concebeu neste propósito. É nisso que devemos admirar que Deus nos tenha dado a cara e a realidade desta aliança; pois, como dizemos frequentemente entre nós, as coisas corporais são apenas uma imagem das espirituais, e Deus representou as coisas invisíveis nas visíveis."[23]

Teria Jacqueline o sentimento de que essa relação com seu irmão atingia o limite do possível – do incesto, pode-se dizer? A verdade é que ela decidiu muito cedo pelo projeto de entrar para um convento, e não qualquer um: Port-Royal. Seus dois homens se opõem; de um lado, seu pai, que só a autoriza a entrar nas ordens depois que ele estivesse morto, e, de outro lado, evidentemente, Blaise, para quem a separação de Jacqueline é um drama fundamental. Jacqueline sabe muito bem disso, e só ousa lhe falar a respeito após a morte do pai, em novembro de 1651 –, e entrará para Port-Royal apenas em janeiro de 1652. Ela encarrega sua irmã Gilberte, e apesar do cuidado com que esta teve ao anunciar a Blaise, não evita a crise psicossomática que ele faz com convulsões, dores, abatimento e quase paralisia.

Não aguentando mais, ele faz o que teria jurado não fazer, quando ela pronunciara seus votos um ano mais cedo: no início do verão de 1654, ele vai visitar Jacqueline no locutório de Port-Royal. Aí começa uma nova fase muito intensa de sua relação. Blaise, agora, está resignado com a partida de sua irmã. A única coisa que ele quer, desde então, é não perdê-la, continuar a vê-la e falar com ela todos os dias se possível, mesmo através das grades. Os primeiros encontros entre irmão e irmã, no locutório do convento, são marcados por longos silêncios seguidos de intermináveis monólogos de Blaise. As superioras do convento não fazem obstáculo. Jacqueline se presta a isso e ela escreve à Gilberte dizendo que seu irmão vinha lhe falar de sua repugnância pelo mundo, do grande desprezo que ele experimentava e de uma repugnância quase insuportável por todos que nele habitavam. Ele acrescentou que teria gostado de se aproximar de Deus, mas Deus não está aqui. Ela lhe observa que ele ainda está no mundo e que Deus não queria nada dele, no estado em que se encontrava. Ela mantém suas superioras cientes dos detalhes de suas conversas.

Blaise vai mal. Nada mais o retém neste mundo. Ele quase não pode se mover, andar, escrever, pensar. Em casa, reza frequentemente durante toda a noite, lê a *Bíblia*, esquecendo-se de comer, de se trocar, de se lavar, e sai de madrugada para ir ao Faubourg Saint-Jacques onde Jacqueline o espera e passa longas horas a escutá-lo.

No final de 1659, pouco antes da morte de Jacqueline, que parte dois anos antes dele, ele deve ser transportado de Paris até Port-Royal, onde acontecem essas entrevistas. Suas dores se acalmam durante algumas horas, ele diz.

Esta relação passa longe de poder se inscrever em uma transferência psicanalítica, pois ela exclui qualquer dimensão de um "sujeito suposto saber" no Outro que seria Jacqueline, parecendo ser esta muito mais o duplo feminino de Blaise.

Uma questão se coloca, então, sobre a natureza de seu gozo, inquestionável, compulsivo, ligado às suas visitas que duram horas, durante as quais ele lhe fala e ela o escuta. É pouco possível aproximar um tal gozo ao gozo fálico, gozo masculino ligado ao falo, gozo do Um sem relação com o Outro e, por essa razão, visto que Blaise não tem Outro. Ele perdeu seu Outro materno radicalmente, como se viu, no momento de sua entrada na vida. Se nos referirmos aos quantificadores lógicos de Lacan, poderíamos escrever, não $\exists x.\overline{\Phi x}$, que corresponde ao pai, mas $\overline{\exists x}.\overline{\Phi x}$, em que a exceção fálica é negativizada, o que também exclui $\overline{\forall x}.\Phi x$, isto é, o "não toda" das mulheres.

Nessas condições, podemos questionar até a fórmula da frase "duplo feminino", pois, se há duplo, não há feminino, por falta do masculino, de que se deduz praticamente assexuação. Em outras palavras, qualquer suposição, mesmo fantasmática, de incesto entre Blaise e Jacqueline, por causa de sua vida conjunta tão próxima, resta sem objeto: a mulher não tem nenhuma função de causa, e o homem, nenhum efeito. Se faltam tais elementos fundamentais na relação deles, pode-se ao menos ver que as componentes da relação habitual ao próximo não estão em jogo, o ciúme, por exemplo, ou a agressividade, função do gozo do qual o próximo nos priva. Blaise, então, permanece em uma espera infinita, como o infinito que ele tenta cernir em um outro discurso, o discurso matemático, sem objeto e sem sentença, de sua mãe perdida, perda inominável e sempre presente, perda inicial do Outro materno, *das Ding*. Pode-se dizer, contudo, que ele sabia em algum lugar, que o gozo desse corpo perdido pode se promover apenas da infinitude – infinito que ele irá buscar muito cedo, e com que genialidade, no discurso matemático? Talvez deve-se ver nisso quase uma metáfora de sua fé: o homem entre dois infinitos. Não é essa a via real, não do inconsciente, como o sonho, mas da introdução do significante no mundo sob sua forma mais pura, ou seja, fora do significado, bem próprio a tomar o lugar da Coisa?

É impossível para nós, contudo, imaginar, para Blaise, essa sublimação essencial: se ela eleva esse objeto-significante matemático à dignidade da Coisa – para retomar a fórmula de Lacan –, ela não deixa de falhar, na ausência de qualquer equívoco, como uma trama simbólica, aquela do Outro que faria corpo.

Ele não irá muito longe no que tinha descoberto entre as letras e os números, que não fizeram álgebra suficiente para protegê-lo do terror do "silêncio eterno dos espaços infinitos".[24]

Ele sofre principalmente de dores de barriga, de cabeça e dos dentes, dores que não o abandonam jamais e são a assinatura de um real de seu corpo, em que essas dores se escrevem, e de seu gozo autista.

Ele perdeu até mesmo sua vida pulsional. Exalta-se quando alguém fala de comida perto dele "pois seria um indício de que comemos para satisfazer o seu paladar ou por pouco que falamos, uma linguagem conforme a dos homens sensuais". Ele decide até mesmo absorver apenas uma quantidade fixada de antemão. Diz que "é preciso satisfazer a necessidade do estômago e não o apetite".[25]

É por isso que o monumento *As Provinciais*,[26] reconhecido como uma das mais puras, senão a mais pura obra-prima da língua francesa por escritores tão remotos como Bossuet e Voltaire, culminará em sua violência e sua polêmica – especialmente na décima terceira e décima quarta – em torno do assassinato. Pascal, então, mesmo na sua genialidade, não escapa – e não sem alguma razão de "casuística" – à denúncia projetiva do homicídio por duelo em nome da honra, e se estende muito nesta temática, esquecendo até mesmo, se se pode dizer, as reservas que fazem a respeito disso seus adversários, os jesuítas, profundamente atingidos pela opinião pública.

Em contrapartida, onde está Pascal neste combate apologético que ele trava contra os libertinos, para comprovar a necessidade de Deus – a necessidade do Outro, diríamos? Ele denuncia fundamentalmente o conhecimento de si, que não deve ser o fim do pensamento, como em Montaigne: "O tolo projeto que ele teve de se representar!" Pascal desnuda o homem diante de si mesmo, diante de sua desproporção entre os dois infinitos de grandeza e de pequenez. O libertino é obrigado a reconhecer que ele não pode saber nada ao certo, nem pelos sentidos, nem pela razão, acerca do mundo que o cerca; ele não pode amar a si mesmo, senão ao preço de um mal-entendido flagrante, e este mal-entendido ocorre como diante de um espelho, um espelho no real, sem Outro: o homem, então, quer ser grande e se vê pequeno, quer ser feliz e se vê infeliz; quer ser perfeito e se vê pleno de imperfeições; quer ser o objeto de amor e de estima dos homens e vê apenas seus defeitos que merecem somente a aversão e o desprezo deles.

Logo, o que lhe seria necessário, senão esse Outro em direção ao qual a criança se vira na experiência do espelho? No entanto, resta um Deus escondido. É preciso encontrar os indícios e os sinais; é preciso decifrar esse palimpsesto da revelação, senão como ter um nome, como se fazer um nome?

Essa é uma questão paradoxal para um Pascal conhecido na Europa. Contudo, em 1658, ele é sete personagens ao mesmo tempo:

1. ele próprio, que não ensina e sonha apenas em termos de humildade;

2. o anônimo, preocupado com o rigor e a neutralidade, que lança o concurso para a cicloide, com alguns dos maiores matemáticos do seu tempo;

3. aquele que ele nomeia Amos Dettonville, que resolve o problema submetido ao concurso;

4. aquele que escreve sem se nomear para os padres de Paris, após *As Provinciais*, textos ferozes sobre a graça;

5. aquele que ele nomeia Salomon de Tultie, escritor desesperado que toma notas para o seu *Pensamentos*;

6. Louis de Montalte, nome com o qual assina as últimas *Provinciais* e corrige as incessantes reimpressões;

7. um Pascal que gere cuidadosamente seus interesses materiais e se lança nos primeiros transportes coletivos parisienses.

Nos referindo, agora, ao que Lacan disse de Pascal, em seu Seminário, *De um Outro ao outro* (1968-1969), tentaremos dar um passo a mais quanto à estrutura na qual Pascal se enveredou, sem atingir a certeza pois sua resposta permanece: "Não podemos saber se Deus existe, nem o que é". Daí a Aposta, que é um jogo, com seu lance inicial e seu cálculo de probabilidades.

Entretanto, para Lacan, a questão recai inteiramente sobre o *Eu*, "a saber a primeira pessoa, a do sujeito que fala". "Ele é ou não, como Deus? Deus é, quanto a isso não há nenhuma espécie de dúvida, e isso não prova em absoluto que ele exista. A pergunta não se coloca. Mas é preciso saber se *Eu* existe. Será que *Eu* existe? (...) em torno dessa incerteza que gira a aposta de Pascal".[27]

Nesse nível da existência, não podemos decidir e, então, retorna o real do que é ou não é, que sobressai do "cruz ou coroa" de Pascal, ou do nosso cara ou coroa.

No entanto, nesse lugar de Deus surgem, para nós, seguindo Lacan, pelo menos duas outras instâncias, todas elas ligadas pelo efeito de uma perda. Estamos nos referindo às duas instâncias do sujeito falante: o grande Outro e o Nome do Pai, que Pascal nos demonstrou ter lhe faltado estruturalmente, ao mesmo tempo que os procurava com toda a sua genialidade. É, então, "tanto sobre a existência ou não existência do Outro, sobre o que promete a sua existência e o que permite a sua inexistência, é sobre isso que recai a escolha e, neste caso, é plausível – eu digo: é plausível, evidentemente, se temos um espírito matemático – de apostar e jogar no sentido que propõe Pascal".[28]

Esse Outro, Pascal não cessou de falar dele e de travar a luta que se sabe, no nível da Graça. A graça, diz Lacan, é o desejo do Outro, tal como nele se articula o lugar da palavra. Existe aí uma espécie de "Seja feita a sua vontade!".

Quanto ao Nome do Pai, este adquire, diz Lacan, uma forma singular, na Aposta. Sobre o pequeno papel em que Pascal escreveu sua Aposta, cruz ou coroa, "é isso ou não é isso", trata-se de um real absoluto pobre em relação ao Nome do Pai, mas congruente com o que disse Pascal de seu pai. Por que, então, esta privação, um resto absoluto do prazer, que fere Pascal ao longo de toda sua vida, o impele a uma tal desmesura do julgamento sobre seu próximo no quadro angustiante da miséria do homem sem Deus, o "primeiro infinito" que o inspira a ponto de, para além do prazer perdido, ele encontrar esse gozo, masoquista, autodestruidor, que o conduzia em direção à morte ao preço, como vimos, de tudo o que estava inscrito sobre seu corpo, um corpo reduzido à inércia e interditado de qualquer satisfação pulsional?

Como o dogma cristão havia levado Pascal ao "pai morto desde sempre", pela via do batismo, as matemáticas vão conduzi-lo à perda do lance inicial do jogo, por meio da regra da partição. O pai morto fora inicialmente aniquilado, o jogo embarca todo mundo e o lance, ou é perdido, ou não há jogo, o que é impossível, diz Pascal. Isso quer dizer que o caráter matemático de sua genialidade não o salvou, todavia.

Foi sobre a perda e a topologia do sujeito, em relação ao gozo, que Lacan se estendeu longamente em seu seminário *De um Outro ao outro* e, seguindo Pascal, recorreu às matemáticas, a partir da série de Fibonacci, cujo ponto de partida é o Um inaugural do traço unário que não implica de modo algum o gozo, mas uma identificação original, a qual, por sua vez, implica uma perda que Lacan marcou com a letra (*a*) e que constitui o que ele chamou de "mais-de-gozar". Esse mais-de-gozar, portanto, tem a ver com a perda de gozo e com a divisão do sujeito, assim como com a barra que afeta o sujeito, S – o S barrado sendo o sujeito na condição de esvaziado de gozo –, e seu grande Outro – A barrado inconsistente. O gozo resta vinculado ao 1 antes da perda, $1 + (a)$. Esse 1 antes da perda, não seria o ser de Deus, do "Deus é"? Porém, sabe-se que Pascal se pergunta se ele é, e o que é. Lacan escreve, na lição de 29 de janeiro de 1969, a matriz da Aposta na escolha entre estes dois infinitos, em um pequeno quadro entre 0 e ∞:

	A favor	Contra
A	0 ∞	a – ∞
Ａ̸	- a . 0	a . 0

Para resumir, no andar superior, o (*a*) é 0; é o lance inicial perdido desde que se instala a mesa de jogo. Então, se apostamos na existência de Deus-A, oferta-se uma infinidade de vidas felizes. Apostar contra é renunciar a isso e ir em direção a uma outra infinidade, a miséria do homem sem Deus, digamos, o inferno. Isso se conhece, é a vida de todos os dias... e podemos apenas acrescentar: foi a vida de Pascal.

Tal é o estágio da Aposta propriamente dita, articulada ao cálculo das probabilidades entre dois infinitos, + e –, com Deus como Outro absoluto, ao lado do real, do 1.

O andar inferior não adveio do fato de que "existe um pequeno *a* [(*a*)] de uma parte, que não é o pequeno *a* abandonado ao acaso do jogo, o lance inicial, mas o pequeno *a* enquanto sou eu que me apresento, que jogo contra, e contra precisamente o fechamento deste Universo que será Um, se quiser, mas eu, eu sou *a* a-mais."[29]

Esse Outro, Pascal o procurou irresistivelmente, Outro que foi para ele o Deus de Abraão, de Isaac e de Jacó, o Deus acabado, ou o Deus do infinito, do discurso matemático. Contudo, esse A barrado, ele não o encontrou com a estrutura que foi a sua. Apenas sua genialidade o levou a colocar a questão sobre esse Outro, seu lugar, seu ser, mas não sobre sua existência, em resposta à iminência do gozo do próximo. Sem o recurso desse Outro enquanto um terreno aplanado, limpo de gozo.

CAPÍTULO XIII

MARCEL PROUST
O Estilo do Autista

"A obra do próprio Proust não permite contestar que o poeta encontra em sua vida o material de sua mensagem. Mas, justamente, a operação que essa mensagem constitui reduz esses dados de sua vida a seu emprego como material. E isso, mesmo que a mensagem pretenda articular a experiência que forneceu esses dados, pois, quanto muito, nessa experiência a mensagem consegue reconhecer-se. A significância da mensagem acomoda-se (...) com todas as falsificações introduzidas nas provisões da experiência, que vez por outra incluem a própria carne do escritor."[1]

Em busca do tempo perdido começa por dois episódios fundamentais, os quais retornarão sem cessar no longo desenvolvimento dessa pesquisa e serão a referência paradigmática, ao mesmo tempo, da experiência carnal do poeta e de sua verdade como ficção sobre seu real.

Esses dois episódios não são estruturalmente equivalentes. O primeiro, com efeito, não se pode dizer que é a causa da estrutura do poeta, todavia a delimita suficientemente para que, no fim de *O tempo redescoberto*, ele nos diga todas as consequências vitais.

Resumamos essa noitada memorável em que, por ocasião de um jantar com amigos (Swann), na casa da sua família em Combray, Marcel, ainda jovem, é mandado para cama antes do fim do jantar, sem receber o beijo materno habitual, sugerindo uma possível separação que resta insuportável. Ele tenta remediá-la enviando por meio da empregada um bilhete para sua mãe, com demanda de resposta, mas esse arranjo não é satisfatório. Evidentemente, ele não dorme e, quando os convidados se vão, é com a maior ansiedade que escuta seus pais subirem para o quarto deles. A mãe se surpreende ao vê-lo acordado esperando, mas o pai, contrariamente a seus hábitos "arbitrários", incentiva a mãe a dormir no quarto do filho, dizendo: "Eu não tenho necessidade de nada", e acrescentando, diante da hesitação da mãe: "Nós não somos carrascos".[2] Então, a mãe se instala no quarto da criança e Proust escreve: "Deveria sentir-me feliz e não o era. Parecia-me que minha mãe acabava de me fazer uma primeira concessão que lhe deveria ser dolorosa, que era uma primeira abdicação de sua parte ao ideal que concebera para mim, e que pela primeira vez, ela, tão corajosa, se confessava vencida. Que, se eu havia alcançado uma vitória, era contra ela".[3] Ela o sente e mostra-se comovida; disfarça propondo ler um livro, um daqueles que estão lá; escolhe *François Le Champi*, de George Sand. É a história de uma criança adotada que acaba se casando com a moleira que o acolheu. Então, os remorsos de Marcel são tranquilizados, mas ele já pensa nas angústias que retornarão e que sua mãe não permanecerá para sempre perto dele.

No final da *Busca*, em *O tempo redescoberto*, Proust evoca novamente *François Le Champi* e a leitura que sua mãe lhe fez. Ele a associa com o nome dos Guermantes, nobres vizinhos de Combray que tanto o fazem sonhar: "inacessíveis e misteriosos Guermantes", aos quais se apega e quer ser reconhecido por eles, acabando apaixonado pela duquesa. O que há, então, de comum entre *François Le Champi* e os Guermantes, senão um impossível que Proust define como "a noite talvez mais doce e mais triste de minha vida (...), a partir da qual eu poderia datar o declínio de minha vontade, de minha saúde, minha renúncia cada dia mais agravada a qualquer tarefa difícil"?[4]

Uma interpretação bem evidente pode se impor aqui quanto ao lugar de seu pai, para o jovem Marcel, que tem muito medo dele – e Proust escreve a respeito: Ele "pouco se lhe dava dos 'princípios' e com ele não havia 'direito das gentes'. (...) o procedimento de meu pai para comigo conservava esse porque de arbitrário e imerecido que o caracterizava..."[5] Ele evoca até mesmo a figura mítica de Abraão, passando Isaac na frente, a pedido de sua mãe, Sarah, e sabe-se que se trata, então, de vida e de morte. Não ocorre o mesmo aqui, onde as mulheres, a mãe e a avó são as portadoras do ideal e do supereu, sobre o qual Proust escreve: "As duas me amavam o bastante para não consentir que me fosse poupado o sofrimento, pois queriam ensinar-me a dominá-lo a fim de diminuir minha sensibilidade nervosa..."[6]

Entretanto, não se pode ampliar a questão até o judaísmo da mãe de Marcel, Jeanne Weil, que permaneceu fiel a esse judaísmo toda a sua vida? Que papel teve esse judaísmo para Marcel?

Nada de unívoco, em todo caso, quanto a um certo antissemitismo comum, mas uma franca tomada de posição por ocasião do famoso caso Dreyfus, em que ele próprio foi bastante dreyfusiano, o que o opõe radicalmente a seu pai, antidreyfusiano. Tratar-se-ia apenas de uma oposição a seu pai que seria, como o sabemos, muito estruturante, ou de preferência de uma falha da função do Nome do Pai, embora, em Proust, fosse de uma estrutura inteiramente diferente daquela da psicose?

No entanto, não se pode deixar de notar a ausência do pai ao longo da *Busca*, tanto na nominação quanto sob a forma de personagens que ocupariam esse lugar – entre os quinhentos personagens da obra. Em contrapartida, na realidade, sabe-se pouca coisa da relação de Proust com seu pai, e, quanto à correspondência constituída de dezenas de cartas que Proust enviava a cada uma de suas relações mundanas, amigáveis ou amorosas, enviadas a seu pai existem apenas três cartas.

Que lugar, nessas condições, podia ter o tio materno, Louis Weil, que Marcel admirava e amava muito e na casa de quem, em 1871, em Auteuil, Marcel tinha nascido, durante a Comuna? Estrutura de parentesco da qual não podemos dizer mais, a não ser que foi na casa deste tio que Proust se abriu à heterossexualidade, mas pela via da libertinagem desse tio, que se viu condenado pela família e impedido de convivência com Marcel.

O segundo episódio que abre a *Busca* é aquele, famoso, da *madeleine*[7] e este é o primeiro de uma série que assinala a estrutura de

Proust ao se dar conta do furo do Outro materno delimitado durante o primeiro episódio. A pequena *madeleine*, precisamente definida pela forma ranhurada de uma vieira, provoca, quando ele a come depois de tê-la mergulhado no chá, uma explosão de gozo que o deixa infinitamente perplexo e pleno do desejo de repetir esse gozo; mas tal gozo diminui gradativamente e o deixa diante da questão do lugar, da natureza e da causa desse gozo. Ele responde a isso: é alguma coisa que ele não conhece, que vem das profundezas de seu espírito, como uma criação sem nenhuma prova lógica, como um pedaço do real em espera, que só vem à consciência através do surgimento de todas as lembranças da vida em Combray, durante sua infância e, mais precisamente, de um pequeno pedaço de *madeleine* que sua tia Léonie molhava no chá antes de lhe dar. Proust é muito preciso: "O simples fato de ver a *madeleine* não me havia evocado coisa alguma antes que a provasse (...). Mas (...) o odor e o sabor permanecem ainda por muito tempo, como almas, lembrando, aguardando, esperando, sobre as ruínas de tudo o mais, suportando sem ceder, em sua gotinha impalpável, o edifício imenso da recordação".[8]

O edifício imenso de *Em busca do tempo perdido* começa, portanto, por um beijo maternal que se oculta e não pode vir colmatar uma separação irremediável, mesmo com o socorro da história e do discurso do *Champi*. O significante, sem a lei, aquela do pai, só reenvia à realidade muda da Coisa. O Outro materno está aí mais do que perdido: apagado. Nenhuma demanda pode mais ser endereçada a esse Outro, que não está mais aí, e que normalmente veicula o objeto perdido, as fontes da pulsão $ \emptyset \to D$.

Foi em 1909 que Proust descreveu pela primeira vez, em seu prefácio de *Contre Saint-Beuve*, seu encontro fundamental com a *madeleine*. Trata-se, então, de uma fatia de pão torrado, mergulhado no chá, que provoca um distúrbio total, do qual Proust analisa a estrutura pela oposição entre a inteligência e a sensação: "A sensação da torrada amolecida no chá foi um dos refúgios em que as horas mortas – mortas para a inteligência – restringiram-se (...). A bebida à qual a ressurreição estava ligada, em virtude de um pacto mágico que eu não conhecia (...). Eu sentia uma felicidade que me invadia e que eu ia ser enriquecido por um pouco dessa substância de nós-mesmos, que é uma impressão passada, da vida pura, conservada pura (e que só podemos conhecer conservada), pois, no momento mesmo em que a vivemos, ela não se apresenta à nossa memória, mas em meio a sensações que a suprimem (...). Não somente isso, a inteligência nada pode fazer face a essas ressurreições, mais ainda, essas horas do passado vão se refugiar exclusivamente nos objetos, em que a inteligência não tentou encarná-los."[9]

A genialidade própria a Proust surge aí, nessas poucas linhas escritas, antes que ele empreenda sua obra-prima, e que funda para ele uma condição estrutural essencial: a vida pura e sua poesia – no sentido de *poïen*, "fazer" – não se encontram, ou melhor, só ressuscitam através do real da sensação, ao preço do apagamento do significante da memória e da inteligência. Essa coisa tão pequena, esse objeto que assinala a ressurreição seria o objeto (*a*), um mais-de-gozar? Aqui a criação pode e deve passar-se sem o Outro, pois é sobre esse fracasso radical, inicial, que a *madeleine* irrompe, sem aquela relação lógico-topológica com o Outro que Lacan chamou de (*a*): a *madeleine* não é esse objeto, é um pedaço do real, isolado, de tal forma que não podemos falar aqui de ponto de capitonagem, de amarração entre o significante e a realidade.

Em toda a *Busca*, trata-se da seriação do encontro de pedaços do real e o gozo destes. Proust dará em *O tempo redescoberto* o resumo dessa série:

"No pátio da residência de Guermantes, só tive tempo de afastar-me rapidamente (...) e tropecei nas pedras irregulares do calçamento (...). Mas, no momento em que procurando equilibrar-me, firmei meu pé numa pedra um pouco mais baixa que a vizinha, todo o meu desânimo se desvaneceu ante a mesma felicidade em épocas diversas de minha vida, suscitada pela vista de árvores que eu julgara reconhecer num passeio de carro nos arredores de Balbec, ou dos campanários de Martinville, pelo sabor da *madeleine* umedecida no chá, por tantas outras sensações das quais falei e me pareciam sintetizar-se nas últimas obras de Vinteuil. Como quando provei a *madeleine*, dissiparam-se quaisquer inquietações quanto ao futuro, quaisquer dúvidas intelectuais. As que a pouco me assaltaram, a propósito de meus dons literários e, mesmo, da realidade da literatura desapareceram como por encanto (...). Mas, desta vez, eu estava bem decidido a não me resignar, como eu o havia feito no dia em que provei uma *madeleine* mergulhada em um chá a ignorar o porquê sem haver eu feito nenhum outro raciocínio nem achado nenhum novo argumento decisivo, perderam toda a importância as dificuldades, insolúveis minutos antes. A felicidade que acabara de experimentar era, efetivamente, a mesma que experimentei ao comer a *madeleine,* e de cujas causas profundas adiara até então a busca. A diferença, puramente material, residia nas imagens evocadas. Um azul intenso ofuscava-me os olhos, impressões de frescor, de luz deslumbrante rodopiavam junto a mim e, na ânsia de captá-las e siderado como ao degustar a *madeleine,* tentando distinguir o que ela me lembrava (...), um pé sobre a pedra mais alta e o outro sobre a mais baixa. Cada vez que refazia materialmente esse mesmo passo, ele se revelava inútil; mas, se conseguia, esquecendo a recepção dos Guermantes, reconstituir o que sentira ao colocar assim os pés, novamente a visão deslumbrante e indistinta me roçava (...). E logo a seguir, bem a reconheci, surgiu-me Veneza, da qual nunca me satisfizeram meus ensaios descritivos e pretensos instantâneos retidos pela memória e me era agora devolvida pela sensação outrora experimentada sobre os dois azulejos desiguais do batistério de São Marcos, juntamente com todas as outras sensações reunidas, neste dia, nesta sensação, e que permaneceram na espera na fila dos dias esquecidos, de onde um súbito acaso as fazia imperiosamente sair. Tal como o gosto da pequena *madeleine* me recordava Combray. Mas, por que me tinham, num como noutro momento, comunicado as imagens de Combray e de Veneza uma alegria semelhante à da certeza e suficiente, sem mais provas, tornar-me indiferente a ideia da morte?"

"(...) Entrei em casa dos Guermantes (...). Chegado porém ao primeiro andar, um lacaio convidou-me a entrar em uma pequena sala-biblioteca contígua ao bufê, até que a música que estava sendo tocada terminasse (...). Ora, nesse instante mesmo, um segundo aviso veio reforçar aquele que me haviam dado a pavimentação irregular e exortava-me a perseverar em minha tarefa. Com efeito, um copeiro,

154

procurando em vão não fazer barulho, acabava de bater uma colher num prato. Invadiu-me um bem estar do mesmo gênero do causado pelas pedras irregulares; às sensações ainda frescas, mas muito diversas misturava-se um odor de fumaça, abrandado pelos eflúvios de uma vegetação silvestre; e no que me parecia tão agradável reconheci o mesmo renque de árvores que me entediara observar e descrever, e diante do qual, abrindo a garrafa de cerveja que levava no vagão, acreditei, por um instante, numa espécie de vertigem, em estar tanto quanto o ruído idêntico da colher contra o prato, me dera antes de cair em mim, a ilusão do martelo de um trabalhador que tinha consertado algo na roda do trem quando paramos na orla da pequena mata. Dir-se-ia até que os sinais destinados a, nesse dia, arrancar-me do meu desânimo e restituir-me a fé nas letras, tinham se multiplicado, pois um copeiro, antigo no serviço do príncipe de Guermantes, ao ter me reconhecido e me levado para a biblioteca onde eu me achava, e para evitar-me a ida ao bufê, deu-me um prato de *petit-fours* e um copo de laranjada, e eu limpei a boca no guardanapo que ele me deu; mas logo, como a personagem das *Mil e Uma Noites* que, sem o saber, cumpre precisamente o rito que faz surgir, visível só para ela, um dócil gênio pronto para transportá-la para longe, nova visão cerúlea me passou diante dos olhos; era pura e salina, e arredondou-se em mamelões azulados; a impressão foi tão intensa que tomei pelo atual o momento imaginário e mais tonto que quando me indagava se seria realmente recebido pela princesa de Guermantes ou se tudo ia desabar, eu acreditei que o criado tinha aberto uma janela sobre a praia e que tudo me convidava a um passeio ao longo do dique com a maré alta; o guardanapo onde limpara a boca engomado como a toalha com a qual tivera tanta dificuldade para me secar diante da janela, no dia da minha chegada a Balbec, estendia tirada de suas dobras quebradiças, a plumagem de um oceano verde e azul como a cauda de um pavão. E eu gozava, não apenas de suas cores, mas de toda uma fase de minha vida que as soerguia, que sem dúvida a elas aspirara, da qual uma sensação de fadiga ou de tristeza me frustrara em Balbec, e agora, livre das imperfeições da percepção exterior, pura e desencarnada, enchia-me de alegria."

"(...) Sim, se, graças ao esquecimento, não pôde estabelecer nenhum laço, tecer nenhum elo entre si e o momento presente, se ficou em seu lugar, em seu tempo, se manteve distância, seu isolamento no côncavo de um vale, ou no cume de uma montanha, a recordação nos faz de repente respirar um ar novo, precisamente por ser um ar outrora respirado, esse ar mais puro que os poetas tentaram em vão fazer reinar no Paraíso e que só poderia determinar essa sensação profunda de renovação, se já tivesse sido respirado antes, pois os verdadeiros paraísos são os que perdemos (...)."

"Deslizei célere sobre tudo isso (...) imperiosamente solicitado que estava em busca da causa dessa felicidade, do caráter de certeza que se impunha, busca outrora adiada. Ora, essa causa, eu a adivinhava confrontando entre si as diversas impressões bem-aventuradas, que tinham de comum a faculdade de serem sentidas simultaneamente, no momento atual e no pretérito, o ruído da colher no prato, a desigualdade das pedras, o sabor da *madeleine* fazendo o passado permear o presente a ponto de fazer-me hesitar sem saber em qual dos dois eu me encontrava; na verdade, o ser que em mim gozava dessa impressão, e lhe desfrutava o conteúdo extratemporal, repartido entre o dia antigo e o atual, era um ser que só surgia quando, por meio de uma dessas identificações entre o passado e o presente, conseguia se situar no único meio onde poderia viver, gozar da essência das coisas, isto é, fora do tempo. Assim se explicava que ao reconhecer o sabor da pequena *madeleine*, houvessem cessado minhas inquietudes acerca da morte pois o ser que me habitara naquele instante era um ser extratemporal, consequentemente alheio às vicissitudes do futuro (...)."

"Lei inevitável em virtude da qual só é possível imaginar-se o ausente. Eis o que, repentinamente, se neutralizava, se sustinha o efeito dessa dura lei, pelo expediente milagroso da natureza, fazendo cintilar a mesma sensação – ruído da colher e do martelo, irregularidade semelhante do calçamento –, tanto no passado (...) e no presente, onde o abalo efetivo dos sentidos, pelo som, pelo contato, acrescentara aos sonhos da fantasia aquilo de que são habitualmente desprovidos, a ideia da existência, e graças a esse subterfúgio me fora dado obter, isolar e imobilizar o que pela duração de um clarão nunca antes apreendera; um pouco do tempo em estado puro."[10]

Como poderíamos dizer de forma mais requintada a ausência de comunicação onde nenhum significante S_1 não representa o sujeito, tanto como o significante S_2 do Outro não pode vir ocupar o lugar que não há? O Um está sozinho, surgindo de pedaços do real, marcado pelo Todo, pelo infinito e pela eternidade, isto é, anulando a morte. Essa é, provavelmente, a criação artística mais fascinante de Proust e não menos a chave de seu autismo. Não se encontra aí a genialidade própria do autismo?

"Desse modo, o que acabava de desfrutar a criatura três ou quatro vezes despertada em mim talvez fossem mesmo fragmentos de existência subtraídos no tempo; mas essa contemplação, embora de eternidade, era fugaz. E, contudo, sentia que o prazer que ela proporcionava à minha vida, em raros intervalos, era o único fecundo e verdadeiro. O sinal da irrealidade dos outros mostra-se com sobras, seja em sua impossibilidade de nos satisfazer, como, por exemplo, os prazeres mundanos, que no máximo provocam mal-estar semelhante ao causado pela ingestão de alimentos estragados, a amizade, que é uma simulação, pois, mesmo quando o faz por motivos éticos, o artista que renuncia a uma hora de trabalho por outro tanto de palestra com um amigo sabe que sacrifica uma realidade por algo que não existe (visto que os amigos unicamente o são nessa doce loucura que temos durante a vida, à qual nos prestamos; mas que, no âmago de nossa inteligência, sabemos ser o erro de um louco que acreditaria que os móveis vivem e conversam com ele); seja na tristeza que lhes sucede à satisfação, como a que sentira no dia em que fora apresentado a Albertine, por ter feito esforços, contudo leves, para obter algo – conhecer essa moça – que me pareceu insignificante tão logo a obtive. Mesmo um prazer mais profundo, como o que poderia ter experimentado quando amava Albertine, na realidade só era percebido, ao contrário, pela angústia que sentira quando ela não se achava presente, pois, ao ter certeza de que ela iria voltar (...), não julgara sentir mais que um vago tédio, ao passo que mais me exaltava à medida que analisava, com alegria crescente, o rumor da faca ou o gosto do chá que fizera entrar em meu quarto, o quarto da tia Léonie e, a seguir, toda Combray e seus dois lados (...). Nesse instante, depois de ter pensado nessas ressurreições de outro modo, impressões obscuras que tinham o caminho de Guermantes, solicitando minha atenção, e que ocultavam não uma sensação de outrora, mas uma matéria preciosa que buscava descobrir por meio do que fazemos para recordar alguma coisa, como partituras musicais que retornassem a nós sem que nos esforçássemos por escutar e transcrever. Eu me lembro com prazer (...), com tristeza também (...), que, já em Combray, eu fixava com atenção em meu espírito alguma imagem que me havia forçado a olhar, uma nuvem, um triângulo, um campanário, uma flor, um pedregulho, sentindo que talvez houvesse sob esses signos algo totalmente diverso e que eu deveria esforçar-me para descobrir, um pensamento que eles traduziriam da mesma maneira que os hieróglifos que se acreditava representar apenas objetos materiais. Sem dúvida esse decifrar era difícil, mas apenas ele dava alguma verdade ao ler (...). Era preciso esforçar-se para interpretar as sensações como os signos, tanto das leis, quanto das ideias, tentando pensar, ou seja, tirar da penumbra o que eu havia sentido, e convertê-lo num equivalente espiritual. Ora, esse meio que me parecia o único, que mais era senão fazer uma obra de arte?... Sentimos seu esforço para vir à luz, sentimos a alegria do real recuperado (...). De alguma ideia deixada em nós pela vida que se tratasse, sua figura material, o traço de impressão que ela nos fez, é ainda a garantia de sua verdade necessária."[11]

Essa relação à sensação confundida com o real – a ponto de Proust ter escrito, como vimos, que "a impressão é para o escritor o que a experimentação é para o cientista"[12] – faz com que não exista Outro para ele, Proust escreve sua "irrealidade".

Emmanuel Berl, durante um programa de televisão (*Thema*, sobre arte), nos diz: "O que ele me explicava, é que somos sós, irredutivelmente sós, e que não pode haver comunicação entre as pessoas: 'Eu sou sozinho e só desfruto dos outros na medida em que eles me permitem fazer descobertas em mim mesmo, fazendo-me sofrer, logo, de preferência por amor que pela amizade, seja pelo ridículo deles que não quero ver em um amigo, e portanto não ridicularizo, mas que me faz entender o caráter... Temos sentimentos e paixões, mas que são independentes do seu objeto suposto, e ninguém jamais comunica com ninguém, todos nós somos ilhas. A paixão nunca nos revela o objeto, ela nos revela a nós mesmos pelo sofrimento; quanto menos você compreende as pessoas, mais sua paixão aumenta... porque o ciúme é a medida dessa incompreensão.' Ele não conhece Albertine; ele a ama, mas não a conhece. Mesmo após sua morte ele tenta conhecê-la, mas não consegue. Ele conhece Saint-Loup? Não, mas ele não coloca a mesma paixão em conhecer a vida sexual de Saint-Loup (é um homem). Houve ternura, mas, para apreender-se a si mesmo."

François Mauriac disse nesse programa de televisão: "Proust sofreu terrivelmente, porque chegou a um ceticismo, a um niilismo, tanto no que concerne ao amor quanto à amizade."

Berl prossegue: "Ele estava absolutamente convencido de que o que pensava era a verdade, e que, se não tomássemos seu partido da solidão, seríamos incapazes de fazer obra de arte e que estaríamos condenados."

A solidão afirmada, reivindicada por Proust, é a ausência de um outro, de um semelhante com quem se comunicar. Nenhum traço, traço unário, vem fundar uma identificação primária com um Outro que não há. Proust se extenua em promovê-la em toda sua obra, através de seus quinhentos personagens. Mas, sem Outro, ele não consegue atingir o outro.

Celeste Albaret, sua governanta dedicada, nos diz que ele, a qualquer hora da noite, mesmo quando já estava muito doente, se levantava, vestia-se com sua ajuda e saía, apesar de sua reprovação, dizendo-lhe que tinha de ir visitar um ou outro para observá-lo e poder continuar sua obra. Observar é dizer muito, pois Proust escreve: "Tive um belo jantar na cidade, eu não olhava os convivas, porque quando pensava que os olhava, eu os radiografava (...), meus retratos, eu não os dava por tais."

Como se sabe, suas saídas noturnas concerniam também suas visitas a um bordel para homossexuais, um certo Le Cluziat, onde ele ia "expiar" a flagelação do barão Charlus – da qual fala com Céleste

Albaret que fica escandalizada. Foi a Gide, por outro lado, que Proust explicou sua "preocupação de reunir em feixe a favor do orgasmo [su]as sensações mais heteróclitas"... Por exemplo, um rato enjaulado que era espetado com um alfinete de chapéu. Radiografias, práticas perversas, mas nenhum personagem do qual ele pudesse dizer, como Flaubert: "Madame Bovary sou eu!" É que lhe faltava o significante que representa o sujeito, tanto quanto o lugar desse significante, o Outro. Uma exceção talvez: o personagem Swann.

Uma questão surge nestas condições, a estrutural, da metáfora como tropo significante fundamental. O próprio Proust, em *O tempo redescoberto*, aborda longamente a questão, em termos surpreendentes para nós, lacanianos. Não é para nos surpreender que Proust aborde a realidade pela via do real da sensação, e não pelo significante que, se está presente, no entanto, está em continuidade com o real, sem que tenha havido queda de um primeiro significante, substituído pelo segundo, mas substituído apenas pelo grito de uma interjeição, ou seja, o real do significante.

"O que chamamos de realidade é uma certa relação entre essas sensações e essas lembranças que nos cercam simultaneamente – relação que suprime uma simples visão cinematográfica, sendo que esta, por essa via, se afasta da verdade quanto mais pretende se limitar a ela – relação única que o escritor deve reencontrar para nunca encadear em sua frase os dois termos diferentes. Pode-se fazer suceder indefinidamente em uma descrição, os objetos que figuram no local descrito, a verdade apenas começa no momento em que o escritor pegará dois objetos diferentes, estabelecerá a relação entre eles, análoga no mundo das artes, àquela que é a relação única da lei causal no mundo da ciência, e as encerrará em anéis necessários para um belo estilo. Da mesma forma, tal como na vida, ao aproximar uma qualidade comum a duas sensações, ele depreenderá a essência comum delas reunindo ambas para livrá-las das contingências do tempo em uma metáfora. Sob esse ponto de vista, não teria a natureza colocado-se a si mesma, na via da arte? Não seria ela o próprio início da arte, justamente ela que me permitiu conhecer, muitas vezes só tempos depois, a beleza tanto em uma coisa como em outra, tanto meio-dia em Combray, ao som de seus sinos, quanto as manhãs de Doncières nos soluços do aquecedor de água? A relação pode ser pouco interessante, os objetos medíocres, o estilo ruim, mas, se não tivesse havido isso, não teria havido nada".

"Mas, havia mais. Se a realidade fosse essa espécie de resíduo de experiência, mais ou menos idêntica para cada um, pois quando dizemos: um mau tempo, uma guerra, um posto de gasolina, um restaurante iluminado, um jardim em flor, todo mundo sabe o que queremos dizer; se a realidade fosse isso, sem dúvida um tipo de filme cinematográfico dessas coisas seria suficiente e o 'estilo', a 'literatura' que se desviam de seus simples dados seriam um acessório artificial. Mas seria realmente isso, a realidade? Se eu tentasse me dar conta do que realmente acontece no momento em que uma coisa nos deixa uma certa impressão, seja, como nesse dia, atravessando a ponte sobre o Vivonne, a sombra de uma nuvem sobre a água me fez gritar 'Putz!' saltando de alegria (...), eu perceberia que esse livro essencial, o único livro verdadeiro, um grande escritor não precisa, na acepção corrente, inventá-lo, pois ele já existe em cada um de nós, mas traduzi-lo. O dever e a tarefa de um escritor são os de um tradutor."[13]

"Necessidade de passar do objeto variável do prazer intelectual ao seu órgão permanente..."[14] Proust opõe assim o universal, que leva a "crer que os clarões superficiais da inteligência podem penetrar, quando [para ele] apenas o instinto pode fazê-lo no mistério do particular".[15] O "instinto", não é aquele do autismo?

Pode-se também colocar em dúvida a dialética fálica, pela indecisão sexual, ou mesmo a inversão, afetando um personagem como Charlus, ao longo de toda obra, que tanto alardeava sua virilidade"[16] e que é uma mulher, diz Proust, ou Sra. Vaugoubert, de quem ele diz que "era um homem" e, mesmo, mais genericamente, "a natureza, por uma astúcia diabólica e benevolente, [que] dá à jovem a enganosa aparência de um homem. E o adolescente que não gosta de mulheres e quer curar-se, encontra com prazer o subterfúgio de descobrir uma noiva que representa para ele um estivador".[17]

A relação central de Proust com Albertine confirma o acima exposto. Muitos críticos quiseram ver em Albertine a figura de Agostinelli, o motorista-secretário por quem Proust foi perdidamente apaixonado, mas isso seria uma redução da complexidade dessa relação tão rica e ambivalente de Proust com Albertine, em que seu inconsciente neurótico emerge a cada momento. Pode-se até mesmo chegar a pensar que ele nunca foi seu amante, como ele, aliás, o disse: "A verdade é que você não o é".

Mais ainda, o corpo de Albertine, em uma cena íntima, se aproxima da *madeleine*: "(...) eu desabotoava sua camisa. Os dois pequenos seios elevados eram tão redondos que não pareciam formar parte integrante de seu corpo, nem pareciam ter ali amadurecidos como dois frutos; e seu ventre (dissimulando o lugar que nos homens se enfeia como um gancho cravado em uma estátua violada) se fechava, na junção das coxas, por duas válvulas de uma curva tão delicada, tão repousante, tão claustral quanto a do horizonte quando o sol já se pôs. Ela tirava os sapatos e se deitava perto de mim."[18] "Fôrma": é o mesmo termo que descreve a pequena *madeleine* de Combray,[19] e igualmente, em *Jean Santeuil*, a imagem da concha já se mostrava: "A concha da Sra. Santeuil, é o seu corpo (...). Um indivíduo-ostra está sempre morto sobre a rocha onde o fixou a concha, da qual não pode sair sem morrer".[20] A concha tem valor de *das Ding*, da qual a separação equivale à morte, a morte daquele que daí nasce, mas também da Coisa, e isto será a morte de Albertine.

Já o amor de Swann por Odette, que passa aos olhos de Mauriac pela "própria beleza de um amor normal", toma para Proust a figura quase tumoral, sobre a qual ele escreve que "não se poderia arrancar dele sem destruí-lo totalmente: como se diz em cirurgia, seu amor não é mais operável".[21]

Talvez seja nesta passagem do sexo de Albertine à fôrma de *madeleine* que Proust faz uma metáfora, mas, como se vê, trata-se do real por identidade – o que não o impede de ser significante realmente – e não julgamento de existência através de uma *Verneinung* que implicaria verdadeiramente a metáfora.

Entretanto, há mais quando Proust escreve: "O que eu convocava para pensar em Albertine (...), se um gráfico pudesse representar as imagens que acompanhavam meu sofrimento, nunca se teria percebido (...) a imagem de Albertine."[22] "Fiquei durante esses dias tão incapaz de representar-me Albertine, que quase acreditei que não a amava, como minha mãe, nos momentos de desespero em que foi incapaz de representar para si mesma minha avó (exceto uma vez, no encontro fortuito de um sonho no qual ela sentiu de tal forma o valor do que se tratava, que, ainda dormindo, ela se esforça com o que lhe restava de suas forças no sono, para fazê-lo durar), poderia ter se acusado e realmente se acusou, não de lamentar a perda de sua mãe, mas dos traços que se esquivavam de sua lembrança."[23]

Não há imagem, não há especular, não há espelho com Albertine: ela está no lugar da Coisa, isto é, muda e confrontando Proust com a morte, sua própria morte, ou a da mulher amada de quem ele pôde escrever: "Aproximando a morte da minha avó e a de Albertine, parecia-me que minha vida estava manchada por um duplo assassinato."[24]

Pode-se apenas evocar aqui o artigo que Proust escreveu no *Le Figaro* em primeiro de fevereiro de 1907, "Os Sentimentos Filiais de um Parricida" a propósito do assassinato que Henri Van Blarenberghe cometeu contra sua mãe, artigo surpreendente no qual Proust, excepcionalmente, encontra a via de uma identificação com um assassino, identificação primordial, e sua universalização que ele aponta nas origens da tragédia, a de Atrides ou a do Rei Lear. Também na tragédia de Édipo, no momento privilegiado do final de *Édipo Rei*, quando este arranca os olhos com golpes redobrados e estes caem no chão, ensanguentados, sem ter mais o olhar. Não se trata da morte de Laio, o parricídio, mas sobretudo do matricídio, a morte de Jocasta, que se impõe a Proust no artigo em questão.

Matricídio, assassinato da mãe, ou assassinato de uma mulher, é o que na estrutura autística toma o lugar do parricídio, do pai morto, pela via de uma ambivalência que hesita realmente entre o amor desiludido, porém imenso, e a morte que a doença psicossomática de Marcel impõe – ele a impõe à sua mãe ou ela lhe impõe – nos confins de um gozo forçosamente masoquista.

Painter cerniu bem essa ambivalência. Para Proust, o falecimento de sua mãe em 1906, "após vários meses de violenta tristeza, parecia que a lesão causada por esse luto havia cicatrizado: mas, no fundo, permanecia uma lesão ainda mais terrível, o abscesso oculto de seu erro. Evidentemente, eles de fato se amaram, pois eram duas nobres criaturas, ligadas por uma profunda ternura; mas era também um escárnio porque eles se arrebentaram, um ao outro, devido a uma hostilidade interminável. Durante quase trinta anos, diariamente, sob o pretexto de sua asma, obrigando-a a servi-lo, recebendo suas visitas em seu leito preguiçoso, deixando-a acompanhar seus amigos, ele havia repetido o drama do beijo da noite em Auteuil. Sua mãe, de sua parte, tinha sido marcada pelo gesto simbólico da recusa e da capitulação: sempre, fosse por ceder à sua impotência, ou por adular sua histeria, ou por reprovar suas extravagâncias, ou por colocar um obstáculo a seus prazeres ou ao mostrar seus ciúmes quando ele se apresentava saudável, ela foi impulsionada tanto pelo ressentimento quanto pelo amor. Ele descobriu que tinha matado sua mãe tanto quanto Henry Van Blarenberghe matara a sua. Sua doença, os anos passados em Guermantes, e mesmo sua homossexualidade, haviam sido não apenas os substitutos de seu amor por sua mãe, mas gestos de vingança. Ele lhe tirara a vida, não com uma adaga, mas de maneira tão eficaz quanto essa; e quando ela cambaleou em seu primeiro ataque de vertigem nas escadas, em Evian, ela poderia ter gritado para seu filho como a senhora Van Blarenberghe: "O que você fez comigo?".

"O que você fez comigo?", ele escreveu. "Pensando melhor, talvez não exista uma mãe, mesmo a mais amorosa, que não pudesse, em seu último momento e, frequentemente muito antes, dirigir essa queixa a seu filho. No fundo, envelhecemos e matamos tudo o que nos incomoda pelo cuidado que lhe dispensamos, pela própria ternura inquieta que inspiramos e que, constantemente, colocamos em alerta. Se soubéssemos ver no corpo querido o longo trabalho de destruição, continuada na dolorosa ternura que o anima, ver os olhos murchos, os cabelos mantidos por muito tempo indomavelmente negros, em seguida vencidos como todo o resto e embranquecendo, as artérias endurecendo, os rins entupindo, a coragem diante da vida vencida, o andar lento, pesado, o espírito que sabe que nada mais há a esperar, e, no entanto, salta incansavelmente em invencíveis esperanças, a alegria inata e, ao que parece, inesgotável, sem nunca se calar, e, se em um momento de lucidez, parecido com aquele que Van Blarenberghe diz ter tido, vendo sua mãe sangrar até a morte, poderíamos ver todas essas coisas, conclui, então gostaríamos de poder nos bater como ele."[25]

Proust percebeu bem essa dominância do matricídio sobre o parricídio e a destacou em Dostoiévski, que, como vimos, sem ser ele próprio autista, desenvolveu frequentemente esse traço fundamental. Foi isso que o fez escrever: "Os romances que eu conheço dele [Dostoiévski] poderiam todos ser chamados *A História de um Crime*".[26]

Emmanuel Berl nos trouxe suas palavras de morte na sequência da entrevista precedente, rebelando-se no final diante do que lhe dizia Proust: "Eu não admitia de forma alguma que todos os sentimentos em relação a seu objeto fossem ilusórios. Ele me explicou que a jovem de quem eu acreditava estar noivo, o melhor seria encontrá-la morta... Fiquei irritado e ele me disse que eu era um estúpido e jogou seus chinelos na minha cara. Não voltamos mais a nos ver."

Proust confessou a Berl, nessa longa entrevista noturna, o que era estruturalmente para ele sua solidão: nem outro, nem Outro, e vice-versa. É verdade que ele nos mostra a chave de sua estrutura no questionamento radical da linguagem: "As pessoas mais agradáveis conversaram comigo por um tempo. Mas o que eram suas palavras, que, como toda palavra humana exterior, me deixavam tão indiferente, quando comparadas com a frase musical celestial com a qual eu estava me entretendo? Eu era realmente como um anjo que, deposto da embriaguez do paraíso, cai na mais insignificante realidade. E mesmo que alguns seres sejam as últimas testemunhas de uma forma de vida que a natureza abandonou, eu me perguntava se a música não era o exemplo único do que poderia ter sido – se não houvesse a invenção da língua, a formação das palavras, a análise das ideias – a comunicação das almas. Ela é como uma possibilidade que não teve sequência, a humanidade tendo se engajado em outras vias, a da linguagem falada e escrita. Mas esse retorno ao inanalisado foi tão inebriante que, fora desse paraíso, o contato dos seres mais ou menos inteligentes me parecia de uma insignificância extraordinária".[27]

A perda, a morte de Albertine, é o que Proust põe em causa "fora da temporalidade": "Grande fraqueza, certamente, para um ser, de se fazer consistir em uma simples coleção de momentos e grande força também: ela vem da memória, e a memória de um momento não se vê instruída por tudo o que aconteceu depois; e esse momento que ela registrou, dura ainda, vive ainda, e com ele o ser que disso desfruta. Depois, essa fragmentação não faz apenas viver a morte – ela a multiplica. Para me consolar, não se trata de uma, são inúmeras Albertines que eu deveria esquecer. Quando conseguia suportar a tristeza de tê-la perdido, era para começar tudo com uma outra (Abertine), com uma centena de outras."[28]

Não se trata aqui de um sujeito dividido, nem de um sujeito Um, mas de um sujeito fragmentado; também, de uma dor associada à morte de Albertine: "Como nos amputados, a menor mudança no tempo renovava minhas dores no membro que já não mais existia."[29]

Em todo caso, o amor mesmo é essencialmente ressituado quando Proust escreve: "Eu tinha entendido que meu amor era menos meu amor por ela, que um amor em mim (...), característica subjetiva do meu amor."[30]

Acompanhamos Proust quanto à sua estrutura autista, que ele descreve longamente, retornando a ela sem cessar em *O tempo redescoberto*: a sensação culmina em um real onde o significante só está lá para fazer eco e não só é abundante, e como, para realizar a obra de arte, e assim eternizar este real e apagar a morte, no inverso da função de mortificação do significante: "O ser que então, em mim, saboreava essa impressão, a saboreava no que ela mantinha em comum no passado e agora, no que ela tinha de extratemporal, um ser que apenas aparecia quando, por meio de uma dessas identidades, entre o presente e o passado, podia se encontrar no único meio em que pôde viver, gozar da essência das coisas, isto é, fora do tempo. Isso explicava que minhas inquietudes sobre minha morte tenham cessado no momento em que reconheci inconscientemente o sabor da pequena *madeleine*, pois nesse momento o ser que eu tinha sido era um ser extratemporal e, portanto, despreocupado das vicissitudes do futuro."[31]

O real da sensação promove, por sua continuidade com o imaginário, a ideia de existência: "Uma sensação – barulho da forquilha e do martelo, mesmo título de livro, etc. – ao mesmo tempo, no passado, o que permitia à minha imaginação degustá-la, e no presente, quando a vibração efetiva de meus sentidos pelo ruído, o contato com a roupa, etc., tinham se acrescentado aos sonhos da imaginação aquilo de que normalmente são desprovidos, a ideia da existência – e graças a este subterfúgio havia permitido a meu ser obter, isolar, imobilizar – na duração de um relâmpago – o que nunca se apreende: um pouco de tempo em estado puro."[32]

É o real que faz sentido sem a letra.

"As ideias formadas pela inteligência pura contêm apenas uma verdade lógica, uma verdade possível, sua eleição é arbitrária. O livro com caracteres figurados, não traçado por nós, é nosso único livro. Não que essas ideias que formamos não possam ser justas, logicamente, mas não sabemos se são verdadeiras. Apenas a impressão, por mísera que pareça a matéria e totalmente inacessível o traço, é um critério de verdade, e só por isso merece ser apreendida pelo espírito, pois ela é capaz, somente, se se sabe libertar esta verdade, levá-la à maior perfeição e dar-lhe uma pura alegria."[33]

Chega à conclusão em *O tempo redescoberto,* anulando o lugar restrito do espaço do ser, *more geometrico,* inscrevendo-o apenas no tempo... por longo tempo: "Para concluir minha obra, primeiramente não deixarei de abordar a descrição dos homens, o que deve fazer com que pareçam seres monstruosos, ocupando um lugar tão considerável, ao lado daquele, bem restrito, que lhes é reservado no espaço, um lugar, ao contrário, prolongado, sem medida, pois tocam simultaneamente gigantes mergulhados nos anos, por épocas a fio – vividas por eles como muito distantes, entre as quais dias vieram se instalar – no Tempo."[34] Citemos, para concluir, Roland Barthes e Gilles Deleuze nos *Estudos proustianos.*[35]

Roland Barthes vê em Proust um "autor perpétuo. Isto se deve não à sua riqueza, mas, sobretudo, a certa desestruturação de seu discurso;

um discurso não apenas 'digressivo', mas também um discurso esburacado e desconstruído."

Quanto a Gilles Deleuze, ele faz referência à loucura, por não ter nossa referência ao autismo: "Tenho a impressão de uma espécie de presença muito importante, muito preocupante, uma presença nessa obra, da loucura. O que não quer dizer, em absoluto, que Proust seja louco, mas que, em *Em Busca...*, existe uma presença muito viva, muito grande, da loucura. Essa presença, como sempre ocorre em Proust, é habilmente distribuída. É certo, desde o início, que Charlus é louco (...). Ele não tem órgãos, nem sensações, nem percepções, ele não tem nada. Albertine não tem percepções nem sensações. Ela responde a sinais, um ponto é tudo. Eis o que me interessa em *Em Busca*: a presença, a imanência da loucura, em uma obra que não é um vestido, não é uma catedral, mas uma teia de aranha sendo tecida diante de nossos olhos."

POSFÁCIO

Podemos apenas nos surpreender com o nosso trajeto sobre o autismo – e mais de um leitor também se surpreenderá se deixar-se conduzir a partir do autismo primário precoce de uma criança de 30 meses, até a estrutura autística de um Proust, passando, entre outros, por Poe, Pascal e Dostoiévski. Essa é a síntese a que somos convidados, pela via da estrutura e do grande debate ao qual Lacan nos conduziu por meio de seu ensino, um grande debate entre o Outro e o Um.

De início, como se sabe, Marie-Françoise nos confrontou com a ausência do Outro, tal como Lacan, na primeira parte de seu ensino, o situou como um lugar e, não, como um sujeito. Esse Outro, portanto, constitui um lugar para a criança, o pequeno sujeito, lugar do significante, da palavra, do objeto do qual esse sujeito o faz portador, em suma, o lugar da dialética da linguagem.

É nesse sentido que se pode dizer que o Outro, se não existe, tem contudo, a presença real de um corpo que faz dele um Outro absoluto, não barrado, não furado: falta o significante para encetá-lo, e a fórmula S ($\cancel{A}$), torna-se no autismo $\cancel{S}$ (A). Paradoxalmente, não é mais o Outro que domina, mas o Um. O que faz a relação ao Outro barrado, é o que Lacan chamou de "não todo", em oposição ao Um que faz "todo".

No Outro, o que é significante é o que é comum, ao contrário, o que é singular não se oferece ao universal. O gozo é do Um, o desejo é do Outro. Isso é o que Jacques-Alain Miller cerniu em seu curso de 2000-2001, *O lugar e o laço*, como terceiro ensino de Lacan.

As consequências são centrais para o autismo: não há especular nem divisão do sujeito, mas um duplo que o autista encontra em cada outro, seu semelhante, cujo perigo mais agudo é a iminência de seu gozo e a necessidade de matar nele esta parte que a linguagem não eliminou, para que se funde uma relação com o Outro como terraplenagem limpa de gozo.

Podemos encontrar um eco entre o autismo e a paranoia em que a palavra, que é a morte da coisa, não a consumou suficientemente, e em que se é preciso matar o *kakon* no outro. Essa necessidade é a fonte da exaltação pulsional do autista, ou seja, da destruição/autodestruição como satisfação-gozo da única pulsão, a pulsão de morte. Aqui, o gozo do autismo surge, e pode se exaltar como satisfação dessa pulsão, não de uma necessidade, mas da pulsão de destruição, dirigida, seja para o exterior, como um sacrifício a um deus obscuro, seja em direção ao próprio sujeito, que na vida pode preferir a morte. Desse mais além do princípio de prazer Lacan fez o campo de *das Ding*, tanto objeto interdito do incesto, quanto bem soberano. Essa Coisa é o Outro absoluto, que se trata de reencontrar, mas nunca será encontrado, uma realidade muda que comanda e que "faz palavra", na acepção de *motus*, base fundamental do significante que significa apenas a demanda inicial ao Outro, em que o balbucio, que não existe no autismo, encontre sua base.

Que a palavra não seja muda, mas real e elevada à dignidade da Coisa, força o sujeito ao mutismo pelo incesto que se perfila na palavra – "Falar torna-se muito sério", diz Birger Sellin – e sobretudo a palavra anula o mundo da demanda, ou seja, a relação ao Outro; o sujeito é rebaixado à animalidade de um Lautréamont. Não é mais o real que padece do significante, mas, ao contrário, o significante que padece do real.

Nessas condições o significante não garante a função de mortificação pela qual a dimensão mesma da sexuação pode tomar lugar. O gozo é ligado ao significante fálico e, quando há ausência desse significante, deixa o autista incessantemente confrontado à morte – do semelhante ou a sua própria.

Existe, no entanto, uma resposta do autista ao real em que ele encontra sua máscara: fazer o vazio. É a forma mais determinante da abordagem impossível da Coisa, da qual Lacan, em *A Ética...*, diz: "Essa Coisa, da qual todas as formas criadas pelo homem são do registro da sublimação, será sempre representada por um vazio, precisamente de ela não poder ser representada por outra coisa – ou, mais exatamente, de ela não poder ser representada senão por outra coisa. (...) a arte, a religião e o discurso da ciência têm a ver com isso (...). Toda a arte se caracteriza por um certo modo de organização em torno desse vazio."[1] Proust o demonstra: "a religião consiste em todos os modos de evitar esse vazio", prossegue Lacan. Pascal fornece duplamente a ilustração disso com sua "Aposta" e em seu discurso científico "determinado por esta *Verwerfung* – o que é rejeitado do simbólico reaparece (...) no real – que aconteça de ele desembocar numa perspectiva em que é justamente algo de tão enigmático como a Coisa que se delineia ao termo da física."[2]

Concluiremos sobre o paradoxo fenomenal, inicial do autismo, em que o sujeito falante é tomado, de início, pelo horror de uma palavra que faz real, por não fazer linguagem. A perspectiva criacionista, divina, pode-se dizer, da obra de arte, da religião ou da ciência... a partir do vazio, pode tornar-se o campo privilegiado de autismo... Criação *ex nihilo*.

NOTAS

Apresentação

1. LAURENT, Éric. "Une psychanalyse orientée vers le réel". In: *L'avenir de l'autisme*. Paris: Navarin, 2010. p. 111-126.

2. LACAN, Jacques. "Função e campo da palavra e da linguagem". In: *Escritos*. Rio de Janeiro: Jorge Zahar, 1998. p. 243.

3. Desde a fundação, em agosto de 1985, o SCF buscou reconhecimento junto aos grupos do Campo Freudiano ligados à Escola fundada pelo próprio Lacan e, assim, ligou-se ao Campo Freudiano no Brasil. Esse movimento tornou-se, alguns anos mais tarde, Iniciativa Escola e, em seguida, Escola Brasileira de Psicanálise (EBP) - Seção Minas Gerais, que, hoje, integra a Associação Mundial de Psicanálise (AMP).

4. LEFORT, Rosine; LEFORT, Robert. "Le Cereda, trois ans aprés – L'entretien". In: *La Lettre Mensuelle*, École de la Cause Freudienne, n. 41, p. 3, jul. 1985.

5. LEFORT, Rosine; LEFORT, Robert. Le Cereda. *Analytica*, n. 44, p. 66-67, 1986.

6. LEFORT, Rosine. "Unidade de Psicanálise". In: MILLER, Judith (org.). *A criança no discurso analítico*. Rio de Janeiro: Jorge Zahar, 1991. p. 11-12.

7. LEFORT, Robert. "Introdução à Jornada de Estudos do Cereda". In: MILLER, Judith (Org.) *A criança no discurso analítico*. Rio de Janeiro: Jorge Zahar, 1991. p. 13-14.

8. LEFORT, Rosine; LEFORT, Robert. Le CEREDA, trois ans aprés – L'entretien. *La Lettre Mensuelle*, École de la Cause Freudienne, n. 41, p. 4, jul. 1985.

9. O Cartel de coordenação do Cirandas, por intermédio do SCF, difundiu a Unidade de Psicanálise mediante divulgação de textos de, entre outros, Robert e Rosine Lefort; promoveu seminários sobre psicanálise de crianças e organizou cursos de formação para praticantes da psicanálise com crianças. Na sequência, implementou seminários teóricos e clínicos, cuja estrutura sustenta, hoje, as atividades do Núcleo de Pesquisa em Psicanálise com Crianças (Pererê), do Instituto de Psicanálise e Saúde Mental de Minas Gerais (IPSM-MG), que também passou a integrar os grupos de pesquisa do Cereda, que, desde 1992, foi reconstituído como Nova Rede Cereda (NRC).

10. Publicado pela Seuil, em 1980, com o título *Naissance de l'Autre*: deux psychanalyses. Em português, *Nascimento do Outro*: duas psicanálises. Salvador: Fator, 1984.

11. MILLER, Judith. Entrée en matière. *L'avenir de l'autisme avec Rosine et Robert Lefort*. Paris, Navarin, 2010. p. 7-11.

12. Serviço hospitalar dirigido pela Dra. Jenny Aubry, onde eram internadas crianças abandonadas com idade entre seis meses e três anos. Rosine Lefort trabalhou nesse serviço por indicação de Jacques Lacan.

13. LEFORT, Rosine; LEFORT, Robert. "L'enfant: un analysant à part entière". In: *L'avenir de l'autisme*. Paris: Navarin, 2010. p. 129-141.

14. *Idem*.

15. LEFORT, Rosine; LEFORT, Robert. *O nascimento do Outro*. Salvador: Fator, 1984. p. 175-263.

16. LEFORT, Rosine; LEFORT, Robert. *A distinção do autismo*. Belo Horizonte: Relicário, 2017. p. 165.

17. *Ibidem*, p. 166.

Introdução

1. LEFORT, Rosine; LEFORT, Robert. *Naissance de l'Autre*. Paris: Éd. du Seuil, 1980 (*Nascimento do Outro*, Salvador: Editora Fator, 1984); *Les structures de la psychose*, Paris: Éd. du Seuil, 1988; *Maryse devient une petite fille*, Paris: Éd. du Seuil, 1995 (*Marisa: a escolha sexual da menina*. Rio de Janeiro: Jorge Zahar editor, 1977).

2. N.d.T.: Para o termo "*idiots-savants*" optou-se pela tradução mais literal – idiotas-eruditos –, embora a maior parte das publicações atuais sobre o tema utiliza o adjetivo "alto desempenho".

3. *Cf. Nascimento do Outro, Op. Cit.* p. 177.

4. MILLER, Jacques-Alain. *L'Autre qui n'existe pas et ses comités d'éthique*, 1996-1997 *L'Orientation lacanienne*. (inédit). MILLER, Jacques-Alain; com colaboração de LAURENT, Éric. *El Otro que no existe y sus comités de ética*. Buenos Aires: Paidós, 2005.

Capítulo I

1. A primeira pessoa do singular designa Rosine Lefort, que trabalhou com Marie-Françoise e refletiu com Robert Lefort sobre o que este caso ensinou. O caso de Marie-Françoise encontra-se relatado em *Nascimento do Outro, Op. Cit.* p. 177-263.

2. FREUD, Sigmund. "Dostoiévski e o parricídio" (1928). *Edição Standard Brasileira das Obras Psicológicas Completas de Sigmund Freud*. Rio de Janeiro: Imago, 1974. Vol. XXI, p. 205-223.

3. O caso Nádia está exposto no livro *Nascimento do Outro, Op. Cit.*, p. 7-174.

4. LACAN, Jacques. "Os quatro conceitos fundamentais da psicanálise" (1964). In: *O Seminário*, livro 11. Rio de janeiro: Zahar, 1979. p. 168.

5. *Ibidem*, p. 169.

6. N.d.T.: No original, *buche-trou*, que, de acordo com o dicionário *Le Petit Robert*, significa pessoa ou objeto que não tem outra utilidade a não ser preencher um lugar vazio.

7. LACAN, Jacques. "Os quatro conceitos fundamentais da psicanálise" (1964). In: *O Seminário*, livro 11. Rio de janeiro: Zahar, 1979. p. 74.

8. *Ibidem*, p. 78.

9. LACAN, Jaques. "A angústia" (1962-1963). In: *O Seminário*, livro 10. Rio de Janeiro: Zahar, 2005. p. 58.

Capítulo II

1. KANNER, Léo. Autistic disturbances of affective contact. *Nervous Child*, 1942-1943, 2, 3, p. 217-230; réed. In: *Acta Paedo-Psychiatrica*, 1968, 35, p. 98-136.

2. *Id.*, "Folows-up studies of elevenautisticschildren originally reported in 1943", *J. Autism and Childhood Schizophrenia*, 1971, 1, p. 119-145.

3. BERQUEZ, Gérard. *L'Autisme infantile, Introduction à une clinique relationelle selon Kanner.* Paris: PUF, coll. "Le fil rouge", 1993. É nesta obra que se encontra traduzido o artigo original de Léo Kanner, à partir da versão de 1968.

4. BLEULER, Eugen. *Dementia praecox oder Grupp der Schizophrenien*, trad. resumida de Henri Ey, Anaclitis, 1964.

5. ASPERGER, Hans. *Les Psychopathes autistiques pendant l'enfance.* Paris: Les Empêcheurs de penser en rond, 1998.

Capítulo III

1. EY, Henri et al. *Manuel de psychiatrie.* Paris: Masson, 1974. Citado por Gérard Berquez, *L'Autisme infantile, Op. Cit.* p. 45.

2. FREUD, Sigmund. Projeto para uma psicologia científica (1950 [1895]). *Edição Standard Brasileira das Obras Psicológicas Completas de Sigmund Freud.* Rio de Janeiro: Imago, 1977. p. 381-452.

3. MILLER, Jaques-Alain. L'expérience dans la cure psychanalytique (1998-1999), *L'Orientation lacanienne*, séance du 3 février 1999. (inédit). MILLER, Jacques-Alain. *La experiencia de lo real en la cura psicoanalítica.* Trad. Nora A. González. Buenos Aires: Paidós, 2003. p. 147-161.

Capítulo IV

1. N.d.T.: No original, *Emergence: Labeled Autistic*, 1986 (atualizado em 1991); Em português: GRANDIN, Temple; SCARIANO, Margaret M. *Uma menina estranha.* Trad. Sérgio Flakman. São Paulo: Companhia das Letras, 1999. As notas estão referidas à versão francesa: GRANDIN, Temple. *Ma vie d'autiste.* Paris: Odile Jacob, 1994.

2. GRANDIN, Temple. *Ma vie d'autiste. Op. Cit.*, p. 27.

3. *Ibidem*, p. 35.

4. GRANDIN, Temple. *Ma vie d'autiste. Op. Cit.*, p. 102.

5. GRANDIN, Temple. *Ma vie d'autiste. Op. Cit.*, p. 54.

6. *Ibidem*, p. 165.

7. *Ibidem*, p. 151.

8. *Ibidem*, p. 155.

9. *Ibidem*, p. 166.

10. GRANDIN, Temple. *Ma vie d'autiste. Op. Cit.*, p. 49.

11. *Ibidem*, p. 53.

12. *Ibidem*, p. 57.

13. *Ibidem*, p. 142.

14. N.d.T.: "*trappe a bétail*" ou "*Brete*": armadilha ou corredor curto e estreito, entre fileiras de estacas, por onde se leva o gado e se o retém para prestar-lhe cuidados.

15. GRANDIN, Temple. *Ma vie d'autiste. Op. Cit.*, p. 144.

16. *Ibidem*, p. 146-147.

17. GRANDIN, Temple. *Ma vie d'autiste. Op. Cit.*, p. 100.

18. *Ibidem*, p. 151.

Capítulo V

1. WILLIAMS, Donna. *Si on me touché, je n'existe plus.* Paris: Robert Laffont, 1992. p. 20.

2. *Ibidem*, p. 29.

3. WILLIAMS, Donna. *Si on me touché, je n'existe plus. Op. Cit.* p. 38-39.

4. *Ibidem*, p. 41.

5. *Ibidem*, p. 88.

6. WILLIAMS, Donna. *Si on me touché, je n'existe plus. Op. Cit.* p. 51.

7. *Ibidem*, p. 63.

8. *Ibidem*, p. 155.

9. *Ibidem*, p. 213-214.

10. *Ibidem*, p. 225.

11. WILLIAMS, Donna. *Si on me touché, je n'existe plus. Op. Cit.* p. 255.

12. *Ibidem*, p. 257.

13. *Ibidem*, p. 267.

14. *Idem*.

15. WILLIAMS, Donna. *Si on me touché, je n'existe plus. Op. Cit.*, p. 270-271.

16. *Ibidem*, p. 272.

Capítulo VI

1. SELLIN, Birger. *Une âme prisonnière.* Paris: Robert Lafont, 1999. p. 56-57.

2. *Ibidem*, p. 57.

3. *Idem*.

4. *Ibidem*, p. 61.

5. *Ibidem*, p. 60.

6. SELLIN, Birger. *Une âme prisonnière. Op. Cit.* p. 60.

7. *Ibidem*, p. 60-61.

8. *Ibidem*, p. 62.

9. *Ibidem*, p. 62-63.

10. *Ibidem*, p. 63.

11. *Idem*.

12. SELLIN, Birger. *Une âme prisonnière. Op. Cit.* p. 92.

13. *Ibidem*, p. 58.

14. LACAN, Jacques. Alocução sobre as psicoses da criança (1967, seguida de *NOTA* datada de 1968). *Outros Escritos.* Rio de Janeiro: Jorge Zahar, 2003. p. 359-368.

15. *Idem.*
16. SELLIN, Birger. *Une âme prisonnière. Op. Cit.* p. 124.
17. *Ibidem,* p. 127.
18. *Ibidem,* p. 192.
19. SELLIN, Birger. *Une âme prisonnière. Op. Cit.* p. 108.
20. *Ibidem,* p. 152.
21. *Ibidem,* p. 153.
22. *Ibidem,* p. 168.
23. *Ibidem,* p. 200.

Capítulo VII

1. GRANDIN, Temple. *Penser en images at autres témoignages, sur l'autisme.* Paris: Odile Jacob, 1997.
2. HERBAUDIÈRE, Denise. *Cati ou les Sentiers de la vie.* Paris: Belfond, 1991.
3. GRANDIN, Temple. *Penser en images at autres témoignages, sur l'autisme. Op. Cit.* p. 12.
4. HERBAUDIÈRE, Denise. *Cati ou les Sentiers de la vie. Op. Cit.* p. 33.
5. GRANDIN, Temple. *Penser en images at autres témoignages, sur l'autisme. Op. Cit.* p. 166-167.
6. *Ibidem,* p. 184.
7. *Idem.*
8. GRANDIN, Temple. *Penser en images at autres témoignages, sur l'autisme. Op. Cit.* p. 184.
9. *Ibidem,* p. 182.
10. *Ibidem,* p. 203.
11. *Ibidem,* p. 208.
12. *Ibidem,* p. 220.
13. GRANDIN, Temple. *Penser en images at autres témoignages, sur l'autisme. Op. Cit.* p. 155.
14. *Ibidem,* p. 223.
15. *Ibidem,* p. 229.
16. HERBAUDIÈRE, Denise. *Cati ou les Sentiers de la vie. Op. Cit.* p. 258.
17. HERBAUDIÈRE, Denise. *Cati ou les Sentiers de la vie. Op. Cit.* p. 161.
18. *Ibidem,* p. 37.
19. *Ibidem,* p. 10.

Capítulo VIII

1. MALLARMÉ, Stephane. "A tumba de Edgar Poe". In: CAMPOS, Augusto de; PIGNATARI, Décio; CAMPOS, Haroldo de. *Mallarmé.* São Paulo: Perspectiva, 2015. p. 66-67. Obra citada pelos autores: MALLARMÉ, Stéphane. *Le tombeau d'Edgar Poe.* In: Œuvres complètes. Paris: Gallimard, cool. Bibliothéque de la Pléiade, 1998. p. 38. "Tel qu'en Lui-même enfin l'éternité le change, /Le Poète suscite avec

un glaive nu/ Son siècle épouvanté de n'avoir pas connu/Que la mort triomphait dans cette voix étrange!"

2. BAUDELAIRE, Charles. "Edgar Poe, sa vie et ses œuvres" (1956). In: POE, Edgar Allan. Œuvres en prose. Paris: Gallimard, coll. Bibliothéque de la Pléiade, 1979. p. 1030. "Pas de chance! Il portait ainsi au-dessus de ses yeux l'étiquette de sa vie, comme un livre son titre, et l'interrogatoire prouve que ce bizarre écriteau était cruellement véridique." (Tradução nossa)

3. BAUDELAIRE, Charles. Edgar Poe, sa vie et ses œuvres (1952). In: POE, Edgar Allan. Œuvres en prose. *Op. Cit.* p. 1004.

4. *Ibidem.* p. 1046.

5. MALLARMÉ, Stéphane. "A tumba de Edgar Poe". In: CAMPOS, Augusto de; PIGNATARI, Décio; CAMPOS, Haroldo de. *Mallarmé. Op. Cit.*, p. 67. Citado pelos autores: MALLARMÉ, Stéphane. *Le tombeau d'Edgar Poe. Op. Cit.* p. 38.

6. VALÉRY, Paul. "Variétés". In: Œuvres. Paris: Gallimard, coll. Bibliothéque de la Pléiade, 1997, t 1. p. 685.

7. LACAN, J. Abertura dessa coletânea (1966). *Escritos.* Rio de Janeiro: Jorge Zahar, 1998. p.10.

8. POE, Edgar Allan. Double assassinat dans la rue Morgue. Œuvres en prose. Op. Cit. p. 29.

9. VITOUX, Frédéric. *Le nouvel Observatoire,* 5-11, août 1999.

10. FRITH, Utah. *L'Énigme de l'autisme.* Paris: Odile Jacob, 1989. p. 76.

11. *Ibidem.* p. 78.

12. POE, Edgar Allan. Œuvres en prose. *Op. Cit.* p. 85-107.

13. *Ibidem.* p. 294.

14. *Ibidem.* p. 299.

15. *Ibidem.* p. 309.

16. POE, Edgar Allan. Œuvres en prose. Op. Cit. p. 310.

17. *Idem.*

18. *Ibidem.* p. 258-267.

19. *Ibidem.* p. 235-240 e 241-257.

20. *Ibidem.* p. 236.

21. *Ibidem.* p. 237.

22. POE, Edgar Allan. Œuvres en prose. Op. Cit. p. 239.

23. *Ibidem.* p. 244.

24. *Ibidem.* p. 245.

25. *Ibidem.* p. 248.

26. *Ibidem.* p. 250.

27. *Ibidem.* p. 251.

28. *Ibidem.* p. 254.

29. *Idem.*

30. POE, Edgar Allan. "Le Chat noir". In: Œuvres en prose. Op. Cit. p. 278-288.

31. *Ibidem.* p. 279.

32. BAUDELAIRE, Charles. "Le Chat (ll). Les fleurs du mal". In: Œuvres complètes, t.1. Paris: Gallimard, coll. Bibliothéque de la Pléiade, 1995. p. 51.

33. POE, Edgar Allan. "Le Chat noir". In: Œuvres en prose. Op. Cit. p. 280.

34. *Ibidem.* p. 281.

35. *Ibidem.* p. 283.

36. POE, Edgar Allan. "Le Chat noir". In: Œuvres en prose. Op. Cit. p. 288.

37. POE, Edgar Allan. "Le Portrit ovale". In: Œuvres en prose. *Op. Cit.* p. 490-493.

38. *Ibidem.* p. 492.

39. *Ibidem.* p. 493.

40. *Idem.*

41. BAUDELAIRE, Charles. *As flores do mal.* Trad. e notas de Ivan Junqueira. Rio de Janeiro: Nova Fronteira, 1985. p. 172. Citado pelos autores: BAUDELAIRE, Charlie. "Une charogne". In: *Les Fleurs du Mal. Op. Cit.* p. 28. "Et de rendre au centuple à la grande Nature/Tout ce qu'ensemble elle avait joint."

42. BAUDELAIRE, Charles. *As flores do mal. Op. Cit.* p. 177. Citado pelos autores: BAUDELAIRE, Charlie. "Une charogne". In: *Les Fleurs du Mal. Op.Cit.* "Alors, ô ma beauté ! dites à la vermine/Qui vous mangera de baisers,/Que j'ai gardé la forme et l'essence divine/De mes amours décomposés !".

43. POE, Edgar Allan. "La genèse d'un poème, Histoires et sérieuses". In: Œuvres en prose, Op. *Cit.* p. 997.

Capítulo IX

1. N.d.T.: A respeito das citações deste texto de Freud, optou-se por traduzi-las do original francês, tal como citado pelos autores, e indicar a referência na versão brasileira. Em francês: FREUD, Sigmund. "Dostoïeviski et le parricide". In: *Résultas, idées et ptobèmes II* (1921-1938). Traduit de l'allemand. Paris: P.U.F., 1985. p. 161-179. Em português: FREUD, Sigmund. Dostoiévski e o parricídio (1928) traduzido do alemão e do inglês. *Edição Standard Brasileira das Obras Psicológicas Completas de Sigmund Freud.* Rio de Janeiro: Imago, 1974. Vol. XXI, p. 205-223.

2. FREUD, Sigmund. "Dostoïeviski et le parricide". *Op. Cit.* p. 163. (Versão brasileira, p. 207).

3. *Ibidem.*, p. 163. (Versão brasileira, p. 208).

4. *Cf.* FREUD, Sigmund. Les deux espèces de pulsion (1923). *Essais de psychanalyse.* Paris: Payot, 1981. p. 255.

5. N.d.T.: camponeses russos.

6. DOSTOÏEVSKI, Fédor. *Le Duble.* Trad. André Markowicz. Arles: Actes Sud, coll. Babel, 1998. p. 58.

7. DOSTOÏEVSKI, Fédor. *L'Idiot.* Paris: Gallimard, coll. "Bibliothéque de la Pléiade", 1953. p. 276.

8. DOSTOÏEVSKI, Fédor. *Les Démons.* Trad. André Markowicz. Arles: Actes Sud, coll. Babel, 2002, t. III. p. 297.

9. *Ibidem.* t. II, p. 457.

10. *Ibidem.* t. II, p. 79-81.

11. DOSTOÏEVSKI, Fédor. *Les Frères Karamazov*. Paris: Gallimard, coll. "Bibliothéque de la Pléiade", 1953. p. 134.

12. *Ibidem*. p. 137-138.

Capítulo X

1. LAUTRÉAMONT, Comte de. *"Les Chants de Maldoror"*. In: *Œuvres completes*. Paris: Le Club français du livre, 1950, chant I. p. 5.

2. *Ibidem*. chant II. p. 41-42.

3. *Ibidem*. chant I. p. 5.

4. *Ibidem*. chant I. p. 14.

5. LAUTRÉAMONT, Comte de. *"Les Chants de Maldoror"*. In: *Op. Cit.* chant IV. p. 121.

6. *Ibidem*. chant I, p. 6.

7. *Ibidem*. p. 7.

8. LAUTRÉAMONT, Comte de. *"Les Chants de Maldoror"*. In: *Op. Cit.* chant I. p. 7.

9. *Ibidem*. chant III, p. 101

10. *Idem*.

11. *Ibidem*. p. 102.

12. *Idem*.

13. *Idem*.

14. *Ibidem*. chant II, p. 54.

15. LAUTRÉAMONT, Comte de. *"Les Chants de Maldoror"*. In: *Op. Cit.* chant II, p. 82.

16. *Ibidem*. chant I. p. 9.

17. LAUTRÉAMONT, Comte de. *"Les Chants de Maldoror"*. In: *Op. Cit.* chant V, p. 163.

18. *Ibidem*. p. 178-179.

19. *Ibidem*. p. 180.

20. *Ibidem*. chant I, p. 8.

21. LACAN, Jacques. *O Seminário*, livro 7, *a ética da psicanálise* (1959-1960). Rio de Janeiro: Jorge Zahar, 1988. p. 86.

22. *Ibidem*. p. 131.

23. LAUTRÉAMONT, Comte de. *"Les Chants de Maldoror"*. In: *Op. Cit.* chant II. p. 87-88.

24. BLANCHOT, Maurice. *Lautréamont et Sade*. Paris: Éd. De Minuit, 1963. p. 85.

25. LAUTRÉAMONT, Comte de. *"Les Chants de Maldoror"*. In: *Op. Cit.* chant II. p. 42.

26. *Ibidem*. chant V, p. 163.

27. LAUTRÉAMONT, Comte de. *"Les Chants de Maldoror"*. In: *Op. Cit.* chant II. p. 58.

28. *Idem*.

29. LACAN, Jacques. Resposta ao comentário de Jean Hyppolite sobre a "Verneinung" de Freud. *Escritos, Op. Cit.* p. 386-400.

30. BLANCHOT, Maurice. *Lautréamont et Sade. Op. Cit.* p. 80.
31. BLANCHOT, Maurice. *Lautréamont et Sade. Op. Cit.* p. 117.
32. LAUTRÉAMONT, Comte de. *"Les Chants de Maldoror".* In: *Op. Cit.* chant II. p. 65.
33. LACAN, Jacques. *O Seminário,* livro 23, *o sinthoma* (1975-1976). Rio de janeiro: Jorge Zahar, 2007. p. 66.
34. BLANCHOT, Maurice. *Lautréamont et Sade. Op. Cit.* p. 187.
35. BLANCHOT, Maurice. *Lautréamont et Sade. Op. Cit.* p. 85.
36. LACAN, Jacques. *O Seminário,* livro 23, *o sinthoma* (1975-1976). *Op. Cit.* p. 120.
37. N.d.T.: BAUDELAIRE, Charles. "Bênção". In: *As flores do mal. Op. Cit.* p. 107.
38. N.d.T.: BAUDELAIRE, Charles. "Uma carniça". In: *As flores do mal. Op. Cit.* p. 177.
39. LACAN, Jacques. *O Seminário,* livro 23, *o sinthoma* (1975-1976). *Op. Cit.* p. 120.
40. N.d.T.: Baço. Em inglês, no texto original.
41. BLANCHOT, Maurice. *Lautréamont et Sade. Op. Cit.* p. 187.

Capítulo XI

1. FREUD, Sigmund; BULLITT, William C. *Le Président Thomas Woodrow Wilson: portrait psychologique.* Paris: Albin Michel, 1967. p. 16.
2. MILLER, Gérard. "Préface à l'édition Payot de Gérard Miller". In: FREUD, Sigmund; BULLITT, William C. *Le Président Thomas Woodrow Wilson.* Paris: Payot, 1990. p. 13.
3. MILLER, Gérard. Préface à l'édition Payot de Gérard Miller. *Op. Cit.* p. 13.
4. *Idem.*
5. FREUD, Sigmund; BULLITT, William C. *Le Président Thomas Woodrow Wilson. Op. Cit.* p. 19.
6. FREUD, Sigmund; BULLITT, William C. *Le Président Thomas Woodrow Wilson. Op. Cit.* p. 82.
7. FREUD, Sigmund; BULLITT, William C. *Le Président Thomas Woodrow Wilson. Op. Cit.* p.143.
8. FREUD, Sigmund; BULLITT, William C. *Le Président Thomas Woodrow Wilson. Op. Cit.* p. 116.
9. FREUD, Sigmund; BULLITT, William C. *Le Président Thomas Woodrow Wilson. Op. Cit.* p. 183.
10. *Ibidem.* p. 185.
11. *Ibidem.* p. 189.
12. FREUD, Sigmund; BULLITT, William C. *Le Président Thomas Woodrow Wilson. Op. Cit.* p. 258.
13. *Ibidem.* p. 293.
14. *Ibidem.* p. 277.
15. FREUD, Sigmund; BULLITT, William C. *Le Président Thomas Woodrow*

Wilson. Op. Cit. p. 249.

16. FREUD, Sigmund; BULLITT, William C. *Le Président Thomas Woodrow Wilson. Op. Cit.* p.

17. *Ibidem.* p. 62.

Capítulo XII

1. *Le Robert des grands écrivains de la langue française.* Paris: Le Robert, 2000. p. 976.

2. CHATEAUBRIAND, François René de. "Le Génie du christianisme" (1802). In: *Le Robert des grands écrivains de la langue française. Op. Cit.* p. 966.

3. CHATEAUBRIAND, François René de. "Le Génie du christianisme" (1802). In: *Le Robert des grands écrivains de la langue française. Op. Cit.* p. 466.

4. PASCAL, Blaise. "La Vie de M. Pascal écrite par Mme Périer, sa sœur". In: Œuvres complètes. Paris: Gallimard, coll. Bibliothèque de la Pléiade, 1998, t. I. p. 80. PASCAL, Blaise. "A vida de Pascal, escrita por Mme Périer, sua irmã". Trad. Sergio Millet. In: *Os Pensadores.* São Paulo: Civita, 1973. p. 26.

5. PASCAL, Blaise. "La Vie de M. Pascal écrite par Mme Périer, sa sœur". In: *Op. Cit.,* t. I. p. 80. PASCAL, Blaise. A vida de Pascal, escrita por Mme Périer, sua irmã. *Op. Cit.* p. 26-27.

6. *Idem.* Na versão brasileira, p. 26. Itálico dos autores.

7. *Ibidem.* p. 92. Na versão brasileira, p. 35.

8. PASCAL, Blaise. "Prière por demander à Dieu le bon usage des maladies". In: *Op. Cit.* t. II. p.191.

9. PASCAL, Blaise. "La Vie de M. Pascal écrite par Mme Périer, sa sœur". In: *Op. Cit.,* t. I. p. 83. Na versão brasileira, p. 29.

10. PÉRIER, Marguerite. *Mémoire concernant M. Pascal et as famille, Op. Cit.* p. 95.

11. N.d.T.: Abadia de monjas cistercienses, situada no Vale de Chevreuse, sudoeste de Paris, que, entre outros movimentos, favoreceu a doutrina jansenista.

12. PASCAL, Blaise. Lettres à Florin et Périer. In: *Op. Cit.* t. II. p. 41.

13. *Idem.*

14. *Idem.*

15. PASCAL, Blaise. Pensées. Chap. IV, Conclusion: qu'il fault chercher Dieu. In: *Op. Cit.* p. 683-684. Na versão brasileira : PASCAL, Blaise. Pensamentos. *Op. Cit.* Art. 3, A necessidade da aposta. p. 90.

16. PASCAL, Blaise. Priére pour demander à Dieu le bon usage des maladies, In: *Op. Cit.* p. 191.

17. *Idem.*

18. PASCAL, Blaise. "Lettre à Florin et Gilberte Périer" (17 octobre 1651). In: *Op. Cit.* p. 17.

19. LACAN, Jacques. *O Seminário,* livro 16, *de um Outro ao outro* (1968-1969) Rio de Janeiro: Jorge Zahar, 2008. p. 94-98.

20. PASCAL, Blaise. Pensées. In: *Op. Cit.,* t. II. p. 784.

21. *Ibidem.* p. 763.

22. *Ibidem.* p. 618.

23. PASCAL, Blaise. "Lettre à sa sœur Gilberte". In: *Op. Cit.* p. 7.

24. PASCAL, Blaise. "Pensées". In: *Op. Cit.,* t. II. p. 615.

25. PASCAL, Blaise. "La Vie de M. Pascal écrite par Mme Périer, sa sœur". In: *Op. Cit.,* t. I. p. 72.

26. N.d.T.: Série de dezoito cartas anônimas vendidas clandestinamente em Paris e posteriormente publicadas sob o pseudônimo de Luis de Montalte. Redigidas entre 23 de janeiro de 1656 a 24 de março de 1657 – em defesa do jansenista Antoine Artaut, amigo de Pascal que estava sob julgamento dos teólogos de Paris por se opor aos jesuítas –, são conhecidas por sua lógica implacável e ironia sutil, mas demolidora, que causaram feridas incuráveis no prestígio da Companhia de Jesus.

27. N.d.T.: LACAN, Jacques. *O Seminário,* livro 16, *de um Outro ao outro* (1968-1969). Rio de Janeiro: Jorge Zahar, 2008. p. 101.

28. LACAN, Jacques. *O Seminário,* livro 16, *de um Outro ao outro* (1968-1969). *Op. Cit.* 8 de janeiro 1969. p. 89-101.

29. LACAN, Jacques. *O Seminário,* livro 16, *de um Outro ao outro* (1968-1969). *Op. Cit.* 12 de fevereiro 1969. p.164-180.

Capítulo XIII

1. LACAN, Jacques. Juventude de Gide ou a letra e o desejo. *Escritos, Op.Cit.* p. 752.

2. PROUST, Marcel. "Du côté de chez Swann". In: *À la recherche du temps perdu* (désormais RTP). Paris: Gallimard, coll. Bibliotèque de la Pléiade, t.I. p. 36. Na versão brasileira: PROUST, Marcel. No caminho de Swann. In: *Em busca do tempo perdido.* Trad. Mário Quintana. São Paulo: Globo, 1987. Vol I, p. 41.

3. PROUST, Marcel. "Du côté de chez Swann". In: *À la recherche du temps perdu. Op. Cit.* p. 38. Na versão brasileira, *Op. Cit.,* p. 43.

4. PROUST, Marcel. "Le Temps retrouvé". In: *À la recherche du temps perdu. Op. Cit.* t. IV, p. 465. PROUST, Marcel. "O tempo redescoberto". In: *Em busca do tempo perdido.* Trad. Mário Quintana. São Paulo: Globo, 1989. Vol II, 1989. p. 197 e 290.

5. PROUST, Marcel. "Du côté de chez Swann". In: *Op. Cit.* p. 36-37. Na versão brasileira, *Op. Cit.,* p. 40-42.

6. PROUST, Marcel. "Du côté de chez Swann". In: *Op. Cit.* p. 37. Na versão brasileira, *Op. Cit.,* p. 42.

7. N.d.T: *Madeleine* designa um pequeno bolo, em forma de concha, originário de Commercy (região da Lorraine, situada no nordeste da França); feito com ovos e raspas de limão, já era famoso na França e foi eternizado por Proust, que, *Em busca do tempo perdido,* utiliza o bolinho para contrastar a memória involuntária à voluntária.

8. PROUST, Marcel. "Du côté de chez Swann". In: *Op. Cit.* p. 47. Na versão brasileira, *Op. Cit.,* p. 50-51.

9. PROUST, Marcel. "Contre Sainte-Beuve". In: *À la recherche du temps perdu.* Op. Cit. p. 211-212. (Tradução nossa.)

10. PROUST, Marcel. "Le Temps retrouvé". In: *À la recherche du temps perdu. Op. Cit.* t.IV, p. 445-453. PROUST, Marcel. "O tempo redescoberto". *Op. Cit.* p.148 a 153.

11. PROUST, Marcel. "Le Temps retrouvé". In: *À la recherche du temps perdu. Op. Cit.* t.IV, p. 454-458.

12. *Ibidem,* p. 459.s

13. PROUST, Marcel. "Le Temps retrouvé". In: *À la recherche du temps perdu. Op. Cit.* t.IV, p. 468-469.

14. *Ibidem,* p. 471.

15. PROUST, Marcel. Esquisse XLVIII, Du côté de chez Swann. *Op. Cit.* t. I, p. 793.

16. PROUST, Marcel. Sodome et Gomorrhe. *Op. Cit.* t. III, p. 6.

17. *Ibidem,* p. 46.

18. PROUST, Marcel. "La prisonnière". *Op. Cit.* p. 587.

19. PROUST, Marcel. "Du côté de chez Swann". In: *Op. Cit.* t. I, p. 44.

20. PROUST, Marcel. Jean Santeuil. Paris: Gallimard, Coll. "Quarto", 1971. p. 869.

21. PROUST, Marcel. "Du côté de chez Swann". In: RTP, t. I. p. 303.

22. PROUST, Marcel. Albertine disparue, *Op. Cit.* t. IV, p. 48.

23. *Ibidem,* p. 49.

24. PROUST, Marcel. "La prisonnière". *Op. Cit.* t. III, p. 769.

25 PAINTER, George D. Marcel Proust. Paris: Le Mercure de France, 1966. t. II, p. 93-94.

26. PROUST, Marcel. "La prisonnière". *Op. Cit.* t. III, p. 880.

27. PROUST, Marcel. "La prisonnière". *Op. Cit.* t. III, p. 763.

28. PROUST, Marcel. Albertine disparue. *Op. Cit.* t. IV. p. 60.

29. *Ibidem,* p. 73.

30. *Ibidem,* p. 137.

31. PROUST, Marcel. "Le Temps retrouvé". *Op. Cit.* p. 450.

32. *Ibidem,* p. 451.

33. *Ibidem,* p. 458-459.

34. *Ibidem,* p. 625.

35. PROUST, Marcel. Études proustiennes II. In: *Cahiers Marcel Proust,* VII. Paris: Gallimard, 1975.

Posfácio

1. LACAN, Jacques. *O Seminário,* livro 7, *a ética da psicanálise* (1959-1960). Rio de Janeiro: Jorge Zahar editor, 1988. p. 162.

2. *Ibidem.* p. 164.

1ª EDIÇÃO [2017]

Esta obra foi composta em Minion Pro e Din sobre papel
Avena 80 g/m² para a Relicário Edições.